まとめてみた

泌尿器科

第2版

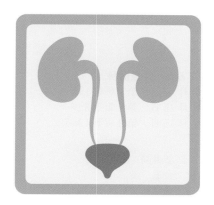

天沢ヒロ

医学書院

〈シリーズ まとめてみた〉泌尿器科

発　行　2015年 5 月 1 日　第 1 版第 1 刷
　　　　2019年 6 月15日　第 1 版第 3 刷
　　　　2022年 5 月15日　第 2 版第 1 刷©

著　者　天沢ヒロ
　　　　あまさわ

発行者　株式会社　医学書院
　　　　代表取締役　金原　俊
　　　　〒113-8719　東京都文京区本郷 1-28-23
　　　　電話　03-3817-5600(社内案内)

印刷・製本　横山印刷

ISBN978-4-260-04958-0

まえがき
(第 2 版)

こんにちは！
天沢ヒロです.

　今回，泌尿器科の改訂をする上で大切にしたのは現役臨床医である著者だからこそ，もっと**臨床的側面に沿った知識を加えよう！** ということでした．無味乾燥な暗記ほどつまらないものはないので，知識を有機的につなげていくことを意識しました．もちろん，国試対策が第一なので，そこを疎かにはしていません．一言でいえば，**国試対策をしつつ研修医でも役立つ知識を会得しちゃおう！** というのが改訂のコンセプトです．

　「まとめてみたシリーズ」は比較的スッキリまとまっているため，「これだけじゃ足りないんじゃないか？」と感じる人もいるかもしれません．ですが，心配ご無用です．私が学生の頃を振り返れば，本書の内容の7〜8割程度しか覚えていなかったと思います．ですが，CBT も国試も95% 以上の得点を取ることができました．皆さんに伝えたいのは，95% 以上取っている人もその程度なのだということです．

　詳しくは「まとめてみた マッチングと国試対策 第 2 版」に記載しているので，そちらを読んでもらえればと思いますが，CBT や国試の出題される事項というのはほとんど決まっています．勉強法も勉強時間も大して変わらないのに，なぜ得点差や合否の差が生まれるのか．色々理由は考えられますが，**最大の要因は覚えること・覚えなくていいことを正しくライン引きできるかどうか**，だと著者は考えています．

不安になるほど，新しい知識を身につけて安心感を得ようとしがちです．ですが，それは得点を下げる可能性もあることは知っておいてください．なぜなら，人の暗記量には限界があるからです．稀な知識を覚えたせいで，みんなが正解できるような問題の知識が抜け落ちてしまったのでは本末転倒です．

　「まとめてみたシリーズ」は，このライン引きを最も重視しており，自然とそれが身につくように工夫して作成しています．本書を何度も何度も読み込んで，確実に自分の知識へと昇華してください．一番いけないのは1周読んでわかった気になってしまうことです．残念ながら，それだと本書の力は50%も発揮できないでしょう．少し厳しい文言が続いてしまいましたが，ここだけは著者と皆さんの共通認識にしておきたかったのでご容赦ください．

　元々，本書は「自分が医学生の頃にこんな本が欲しかったなぁ〜」というモチベーションで作った本です．そのため，後輩にあたる皆さんにとっても楽しみながら読んでもらえるのではないかと思っています．長くなりましたが，それでは早速いきましょう！

2022年4月

天沢ヒロ

まえがき
(初版)

　学生時代に常々感じていたのは「もっと読みやすい参考書があればな〜」ということでした．今の医学生の国家試験の勉強方法としては，ビデオ講座＋教科書＋問題集というのが主流ですよね．しかし，受験のように独学でも勉強したい！　と思ったときに，一気にハードルが上がってしまうことに気がつきました．専門書はある程度全体を理解してから読むと面白いのですが，初学の場合または国試だけを考えるとオーバーワークになりがちです．

　そんなときに「専門書ほど詳しくないけれど，医学生が知っておきたいこと(国試や臨床研修で使えること)だけをまとめたら面白いのでは？」と考えたのが本書のはじまりです．

　臨床ではAの場合もある，Bの場合もある，Cの場合もあるという例外的なことに驚くばかりですが，基本を知らなければなにが例外なのかも分かりません．著者個人の意見ですが，医学生はまず基本を完璧にすることが重要だと考えています．これは受験のときも同様でしたが，基本を疎かにして応用問題(臨床)を解くことは不可能だと考えるためです．基礎をしっかり固めることでどんな問題にも応用をきかせる能力を身につける，ということに重点を置いて本書を作成しました．

　ただし，(どんな本でもそうですが)，1冊だけですべてを網羅することは不可能です．「もっと詳しい内容を知りたい！」という方は，「標準シリーズ」(医学書院刊)などを参照するとよいでしょう．詳しすぎる内容は本書のコンセプトから外れてしまうため，あえて割愛しているところもあります(ただし，国試の範囲を網羅するには十分な内容になっています)．

マイナー科目は国試全体の 20~30% 程度を占めますが，年々難しくなってきている内科に比べて差がつきやすく，合否に大きく直結する重要な科目になります．4 問に 1 問はマイナーから出題されると考えたときに，それらに対して自信をもって解けるというのは大きな差ですよね．「マイナーか…勉強不足だ〜」と思うよりも「マイナーきた！　差をつけられる」と思えることで，どれほど本番を楽にできるでしょうか．

　また，実際の国試の問題とその解法についても本書で学習できるようにしました．問題に対する思考プロセスをなぞることによって，自ずと解けるようになっていることにびっくりするでしょう．最初は難しく感じるかと思いますが，慣れてくれば非常に応用のきく解き方になっています．有機的に知識がつながる感覚を，ぜひ皆さんも体験してみてください．何度も解き直すことにより，その威力を実感できると思います．

　また，章の分け方も著者オリジナルに設定しました．章ごとに記憶しておくことにより，頭の中で整理することがやさしくなるように工夫しました．皆さんの理解に少しでも貢献できればと願っております．

2015 年 4 月

天沢ヒロ

解いてみた

    ※添付の赤シートをご利用いただけます.

装丁・本文デザイン　加藤愛子（オフィスキントン）

泌尿器科の学び方
泌尿器科のキモ

◆腎臓内科との区分け

腎臓内科はメジャー科，泌尿器科はマイナー科に区分されていますが，**国試の出題頻度としては泌尿器科の方が多い**です．オーバーラップするところもありますが，マクロの視点でみるのが泌尿器科，ミクロの視点でみるのが腎臓内科だと思っておくと理解しやすいでしょう．例えば，膀胱炎や腎細胞癌なら泌尿器科，糸球体腎炎や尿細管異常なら腎臓内科といった具合です．

◆泌尿器科の学び方

泌尿器科では**感染症**と**悪性腫瘍**の2つがメインとなります．そのため，本書ではそれぞれの臓器において，感染症と悪性腫瘍を交互に学んでいき，残った疾患を後半で扱うというスタイルをとります．これによって，記憶の定着により役立つでしょう．

「まとめてみたシリーズ」に共通していることですが，**基本を疎かにしない**ことを非常に重視しています．基本を知らなければ何が例外なのかすらも分からないからです．その上でさらに重要なのが，**いつも一貫した考え方を身につけること**です．本書では本文で学んだ直後に実際の問題を解く仕様になっていますが，ぜひ著者の解き方（思考）からも最大限の学びを得てください．

問題に対して，正解だったか，不正解だったかはあまり気にしなくてよいです．それよりも，何度も何度も読み込んで，役に立ちそうな部分をたくさん盗みとってください．結局先人の知恵を借りるのが国試合格の最短ルートです．ときに現役臨床医の視点も加えているので，研修医以降も役立つ知識になってくれることでしょう．

背景疾患に注意しよう！
腎臓（炎症）

　急性発症の発熱＋腰背部痛から，腎盂腎炎を想起するのは難しくありません．大切なのは腎盂腎炎と診断した後に，**なぜ腎盂腎炎になったのか？** という視点を持てるかどうかです．

◆腎盂腎炎

　腎盂腎炎は**尿路感染症の1つ**であり，起因菌はほとんどが**大腸菌**です（約90％．その他にはプロテウス菌，クレブシエラなど）．そのため，治療は抗菌薬（主にセフェム系）になります．

　腎盂腎炎は先行する膀胱炎から上行性に感染を生じて発症することが多く，**発熱＋側腹部痛/腰背部痛**がみられます．身体所見では **CVA 叩打痛*** が重要な手がかりとなります．これに加えて，尿検査で**膿尿（WBC↑）**や**細菌尿（特にグラム陰性菌）**がみられれば，尿路感染症を支持する所見となります．

　この疾患のポイントは，好発が**若年女性**だということ．なぜこれが大事なのかというと，**若年女性以外**（高齢者，男性，小児）**が腎盂腎炎を起こした場合には，基礎疾患が隠れていることが少なくない**からです．例えば，後ほど学ぶ尿路結石や神経因性膀胱などが挙げられます．

---

* CVA：costovertebral-angle　肋骨脊椎角

Amasawa's Advice

若年女性以外の腎盂腎炎　→　必ず基礎疾患を考えよう！

　ここでは小児に腎盂腎炎がみられた場合，代表的な背景疾患である**VUR***を併せて学んでおきましょう．

◆ VUR（膀胱尿管逆流）

　VUR は日本語名の通り，膀胱に溜まっていた尿が尿管へと逆流してしまう状態をいいます（**図1-1**）．多くは，**膀胱–尿管接合部の解剖学的異常**によって起こります．膀胱壁の進入角度が垂直（通常は斜入する）であったり，膀胱内を走行する尿管の長さが短かったりすることで，逆流を防止する力が弱くなってしまうためです．逆流する率が高いと**水腎症**をきたします．尿がうっ滞することで**腎盂腎炎を合併**しやすい状況が作り出されているわけです．

Amasawa's Advice

小児の繰り返す腎盂腎炎　→　VUR を考えよう！

　検査が非常に特徴的で，実際に逆流しているかどうかを調べる**排尿時膀胱尿道造影**を行います（**図1-2**）．「排尿時」とついているところから想像できると思いますが，人前でオシッコをしながら撮影する検査です．かなりの苦行ですから，VUR 以外の疾患では気軽に選ばないように気をつけてください（^^;）．

---

* VUR：vesicoureteral reflux

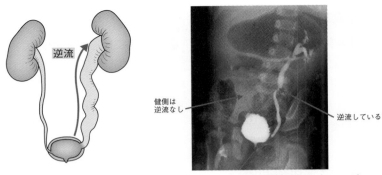

逆流

健側は
逆流なし

逆流している

図 1-1　VUR

図 1-2　排尿時膀胱尿道造影 （113D49）

排尿時膀胱尿道造影　→　VUR を考えよう！

　VUR を根治するためには**手術**（膀胱尿管逆流防止術）が必要です．ただし，自然軽快することもあるため，水腎症や繰り返す尿路感染症がなければ保存療法を選択します．

疾患のまとめ 腎臓（炎症）

腎盂腎炎

好発	若年女性
起因菌	大腸菌，プロテウス菌，クレブシエラ
症状	発熱，側腹部痛/腰背部痛
身体所見	CVA 叩打痛
検査	血液検査で炎症所見（WBC ↑・CRP ↑ など） 尿検査で膿尿（WBC ↑），細菌尿
治療	抗菌薬
ポイント	若年女性以外では基礎疾患を考える
備考	膀胱炎から続発することが多い

VUR（膀胱尿管逆流）

原因	解剖学的異常（特に膀胱-尿管接合部）
合併症	水腎症，腎盂腎炎
検査	排尿時膀胱尿道造影
治療	保存療法，手術
備考	両側性が多い

解 い て み た
腎臓（炎症）

104D39

27歳の女性．発熱と左腰部痛とを主訴に来院した．2日前から排尿時痛があり，昨晩から悪寒戦慄を伴う39℃台の発熱と左腰部痛とが出現した．既往歴と家族歴とに特記すべきことはない．体温39.4℃．左肋骨脊柱角部に叩打痛を認める．尿所見：蛋白2＋，糖（－），潜血1＋，沈渣に赤血球10～20/1視野，白血球100以上/1視野．腹部超音波検査に異常を認めない．

起炎菌として最も考えられるのはどれか．

a　ブドウ球菌
b　淋菌
c　大腸菌
d　緑膿菌
e　結核菌

思考のプロセス

　若年女性の発熱＋左腰部痛から，腎盂腎炎をまずは疑います．CVA叩打痛を認めている点も合致しますし，尿沈渣でも白血球増多を認めていますね．腎盂腎炎の起因菌といえば大腸菌が最も多いので，cが正解．

28歳の女性. 昨夜からの悪寒, 嘔吐および背部痛を主訴に来院した. 2日前から頻尿と排尿痛とがある. 既往歴に特記すべきことはない. 身長 156 cm, 体重 54 kg. 体温 38.4℃. 脈拍 96/分, 整. 血圧 120/82 mmHg. 右肋骨脊柱角に叩打痛を認める. 尿所見: 蛋白 2＋, 沈渣に赤血球 2～5/1 視野, 白血球多数/1 視野. 血液所見: 赤血球 410 万, Hb 13.2 g/dL, Ht 38%, 白血球 14,000 (桿状核好中球 7%, 分葉核好中球 62%, 好酸球 2%, 好塩基球 1%, 単球 6%, リンパ球 22%), 血小板 23 万. 血液生化学所見: 尿素窒素 19 mg/dL, クレアチニン 1.0 mg/dL. CRP 10 mg/dL.

尿沈渣の塗抹標本で原因菌の推定に有用なのはどれか.

a Gram 染色

b Grocott 染色

c May-Giemsa 染色

d Papanicolaou 染色

e Ziehl-Neelsen 染色

思考のプロセス

　前問同様, 若年女性の発熱＋背部痛から, 腎盂腎炎をまずは疑います. CVA 叩打痛を認めている点も合致しますし, 尿沈渣でも白血球増多を認めています. やはり腎盂腎炎でしょう. 腎盂腎炎の起因菌の多くは大腸菌ですが, 菌をきちんと推定するためにはグラム染色が有用です. よって, a が正解.

　他の選択肢についてもみておきます. b は真菌の染色法, c は血液塗抹標本の染色法, d は細胞診の染色法, e は抗酸菌の染色法です.

　なお, 最終的な菌の同定は尿培養で行います. それから, 敗血症が疑われるような状況では血液培養もお忘れなく. このあたりのことはとても重要なので, 感染症でしっかりと学んでください. やる気のある人は拙著『Essence for Resident〜わかる抗菌薬〜』(医学書院) も参考に！

106D35

16歳の男子. 2日前からの発熱と左の側腹部痛とを主訴に来院した. 小児期から年に2回ほど高熱を出し, そのたびに抗菌薬治療を受けていたという. 体温39.0℃. 左肋骨脊柱角に叩打痛を認める. 血清クレアチニン 1.0 mg/dL. 排尿後の腹部超音波検査で残尿を認めない. 左腎に水腎症と軽度の萎縮とを認める. 尿培養でグラム陰性桿菌を認めた. 抗菌薬投与で解熱し, 症状は消失した.

引き続き行う必要がある検査で適切なのはどれか.

a 腎生検
b 逆行性尿道造影
c 排尿時膀胱尿道造影
d ガリウムシンチグラフィ
e イヌリンクリアランス試験

<hr>

思考のプロセス

　発熱＋側腹部痛から, 腎盂腎炎を疑います. CVA叩打痛を認めている点も合致しますね. 前問までと異なるのは, 患者さんが男性であるという点です. 若年女性以外では基礎疾患の可能性を必ず考えなければならないのでしたね. 小児期から繰り返すエピソードがある点も見過ごせません.

　小児の繰り返す腎盂腎炎といえば, VURをまず考えるべきです. 腹部超音波検査で水腎症がみられている点もこれを支持する所見となります. VURといえば排尿時膀胱尿道造影が1対1対応でした. よって, cが正解. 他の選択肢はみるまでもありません.

115A18

1歳の男児．39℃台の発熱とおむつに膿が付着していることを主訴に母親に連れられて来院した．5か月前に39℃台の発熱が3日間持続し，自宅近くの診療所で治療を受けたことがある．尿所見：蛋白1＋，沈渣に赤血球5〜8/HPF，白血球30〜50/HPF．血液所見：赤血球430万，Hb 12.3 g/dL，Ht 38％，白血球13,800．血液生化学所見：尿素窒素10 mg/dL，クレアチニン0.9 mg/dL．排尿時膀胱尿道造影写真を次に示す．

考えられるのはどれか．

a　腎膿瘍
b　馬蹄鉄腎
c　尿管膀胱外開口
d　膀胱尿管逆流
e　精巣炎

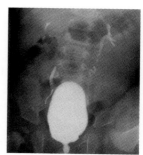

思考のプロセス

　急性の発熱ですから，感染症をまず考えます．感染症では，まず初めに感染臓器を特定することが大切です．おむつに膿が付着しているとのこと，それから，膿尿（尿中WBC↑）がみられていることから，腎盂腎炎が疑わしいです．小さい子の場合，側腹部痛・腰背部痛の訴えやCVA叩打痛は当てにならないので，検査の比重が必然的に重くなります．5か月前にも発熱のエピソードがあることから，繰り返している可能性がありますね．

　小児の繰り返す腎盂腎炎といえば，VURを考えるのが定石でした．すでに排尿時膀胱尿道造影も行われています．その画像を見ると，膀胱から両側尿管への逆流が確認できますね（正常であれば膀胱内しか造影されません）．よって，dが正解．他の選択肢はみるまでもありません．

103A1

膀胱尿管逆流で正しいのはどれか.

a 思春期に発症する.

b 肉眼的血尿を認める.

c 尿路感染症の原因になる.

d 排泄性腎盂造影で診断する.

e 腎機能障害が急速に進行する.

思考のプロセス

　VUR について問われています. 1 つずつみていきましょう. a は違いますね. 解剖学的異常を背景に, 小さい頃から腎盂腎炎を繰り返すのが特徴です. b も違いますね. 逆流するだけならば血尿はきたしません. c が明らかに正解. d はひっかけですね. 腎盂を造影しても VUR の有無は分かりません. 疾患名の通り, 膀胱から尿管への逆流を証明することが必要です. e も違いますね. 水腎症や繰り返す腎盂腎炎によって, 徐々に腎機能が低下することはありますが, 急速に進行することはまずありません. 国試的には, 急速に進行する腎機能障害といえば, 急性進行性糸球体腎炎などを考えたいところです.

2 多彩な顔をもつ
腎臓（腫瘍）

　腎細胞癌は画像検査の発達とともに，早期発見されることが増えた悪性腫瘍の1つです．他の腫瘍よりも**細かく知識を問われる**ため，細部までしっかりおさえておくことが大切です．

◆腎細胞癌の基本

　腎細胞癌はタバコ，特定の遺伝子疾患（von Hippel-Lindau 病など），長期の血液透析がリスクといわれています．無症状で発見されることも多いですが，進行すると**血尿**がみられたり，腫瘤を体表から触知できたりすることもあります．

◆腎細胞癌の合併症

　腎細胞癌は多彩な合併症をきたすことで有名です．腫瘍に伴う合併症をまとめて腫瘍随伴症候群といったりもします．国試で覚えておいてほしいのは3つ．

　1つ目は**不明熱**の原因になるということ．2つ目は成人T細胞白血病や肺扁平上皮癌でも知られていますが，PTH（副甲状腺ホルモン）に類似した物質（PTHrP）を放出することがあること．それにより，**高 Ca 血症**をきたします（偽性副甲状腺機能亢進症）．余裕があれば，高 Ca 血症によって，意識障害，悪心・嘔吐，腎性尿崩症，せん妄，高ガストリン血症に伴う胃潰瘍などを引き起こすこともおさえておきましょう．3つ目は EPO（エリスロポエチン）の産出が亢進するため，**多血症**をきたすことです．

重要 **腎細胞癌の合併症といえば**

① 発熱
② 高 Ca 血症
③ 多血症

◆腎細胞癌の検査

　腎細胞癌は原則，**生検は控えるべき**とされています．そのため，術前診断として**造影 CT** が重要な役割を担います．多くの腎細胞癌は**淡明細胞癌**（腺癌）であり，**hypervascular** であるのが典型的です．造影 CT ではそれを反映して，動脈相で強く染まり，静脈相で造影剤の排出がみられます．これを専門用語でいうと，**早期濃染→ wash out** といい，腎細胞癌を強く疑う所見となります．また，腎細胞癌は腫瘍内に変性が生じやすく，**中身がぐちゃぐちゃ**（**内部不均一**）であるのも特徴です（**図 2-1**）．

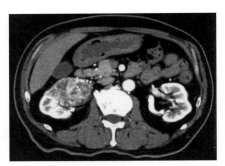

図 2-1　腎細胞癌（105I44）

　また，CT では転移巣がないかの評価も同時に行います．腫瘍細胞が腎静脈に進展すると血流にのり，腎静脈→下大静脈→心臓→肺へと流れていきます．肺の毛細血管で腫瘍細胞がトラップされるため，**肺転移**が多いのも納得でしょう．これを血行性転移といいます．

◆腎細胞癌の治療

　手術が 1st choice です．ただし，転移をしているような場合は，**分子標的薬**（ソラフェニブ，スニチニブ），**免疫療法**（インターフェロン），**免疫チェックポイント阻害薬**（ニボルマブ）を検討します．なお，化学療法や放射線療法の感受性は低く，あまり行われません．

〜 PTH と PTHrP の違い〜

　PTH と PTHrP では pH への作用が異なり，**PTH では代謝性アシドーシス**，**PTHrP では代謝性アルカローシス**をきたします．PTH は近位尿細管でのHCO_3^-再吸収障害によって，代謝性アシドーシスをきたしますが，PTHrP はこの作用が弱いことが知られています．これが pH の違いを生じる 1 つの要因となっています．

腎臓（腫瘍）

腎細胞癌

好発	中高年
リスク	タバコ，特定の遺伝子疾患（von Hippel-Lindau 病），長期の血液透析
症状	血尿　（※無症状のことが多い）
合併症	発熱，高 Ca 血症，多血症
検査	造影 CT で hypervascular ＆内部不均一な腫瘤
病理	淡明細胞癌（腺癌）が多い
治療	手術 分子標的薬（ソラフェニブ，スニチニブ），免疫療法（インターフェロン）， 免疫チェックポイント阻害薬（ニボルマブ）
備考	生検は原則控える（禁忌ではない） 肺転移（血行性転移）が多い

解いてみた
腎臓（腫瘍）

103I24 改変

腎細胞癌で正しいのはどれか．**3つ選べ**．

a　肺転移を起こしやすい．

b　VHL 遺伝子異常が関係する．

c　腫瘍塞栓が大動脈へ進展する．

d　化学療法が first choice になる．

e　嘔吐が主訴になることがある．

思考のプロセス

　1つずつみていきましょう．a はいいですね．腎細胞癌は肺転移しやすいことがよく知られています．b もいいですね．腎細胞癌のリスクとして，特定の遺伝子疾患があり，その代表としては VHL 遺伝子異常による von Hippel-Lindau 病が挙げられます．c は違いますね．進展するのは腎静脈から下大静脈へであり，動脈ではありません（参考図）．d も違いますね．腎細胞癌には化学療法・放射線療法はともに効きにくいのでした．e はちょっと応用編ですが，合併症の1つである高 Ca 血症により悪心・嘔吐が主訴になることもあります．よって，a，b，e が正解．

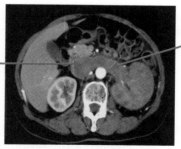

下大静脈への進展

腎静脈への進展

参考図　腎細胞癌の腎静脈・下大静脈への進展（111I62）

45歳の男性．人間ドックで右腎の腫瘤を指摘されて来院した．1か月前の人間ドックの超音波検査で右腎に直径3cmの腫瘤を指摘された．自覚症状はない．体温36.3℃．血圧138/82mmHg．腹部は平坦，軟で，肝・脾を触知しない．尿所見：蛋白（－），糖（－），沈渣に赤血球1～4/1視野，白血球1～4/1視野．血液所見：赤血球440万，Hb 14.8g/dL，Ht 41%，白血球4,600，血小板18万．血液生化学所見：総蛋白7.3g/dL，アルブミン3.9g/dL，総ビリルビン1.0mg/dL，AST 38U/L，ALT 32U/L，LD 216U/L（基準176～353），γ-GTP 38U/L（基準8～50），尿素窒素14mg/dL，クレアチニン0.9mg/dL，尿酸6.3mg/dL，血糖82mg/dL，Na 139mEq/L，K 4.6mEq/L，Cl 106mEq/L．CRP 0.2mg/dL．腹部造影CTを次に示す．

治療として適切なのはどれか．

a　免疫療法
b　放射線治療
c　抗癌化学療法
d　分子標的薬投与
e　根治的右腎摘除術

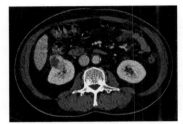

思考のプロセス

　人間ドックで右腎の腫瘤を指摘された患者さんですね．症状はなく，バイタルサイン，身体所見，各検査値にこれといった異常はありません．国試では，病歴から疾患の推測が難しい場合，画像が典型的であるという原則があります．安心して画像を見てみると，右腎に内部不均一な腫瘤がありますね．腎細胞癌を考える所見です．なお，hypervascularかどうかは造影1相のみなので判別できません．腎細胞癌の治療といえば，手術が1st choiceでした．よって，eが正解．

　なお，転移がある場合，aの免疫療法（インターフェロン）やdの分子標的薬（ソラフェニブ，スニチニブ）が有効ですね．今回の情報だけでは転移巣（特に肺）があるかどうかは不明なので，これらを選んでしまった人も厳密には間違いとはいえません．ですが，もしそうだとすると正解が2つになってしまうので，今回はeに正解を譲りましょう．

51歳の女性. 左腎細胞癌に対して根治的左腎摘除術を受けている. 術後10か月で, 両肺に径1cm未満の肺転移が複数出現した.

肺転移に対して, まず行うべき治療として適切なのはどれか. **2つ選べ.**

a 手術

b 分子標的薬

c 放射線照射

d ホルモン療法

e インターフェロン

思考のプロセス

　腎細胞癌の術後ですね. 肺転移が複数出現したということです. 転移がある場合, 免疫療法（インターフェロン）, 分子標的薬（ソラフェニブ, スニチニブ）, 免疫チェックポイント阻害薬（ニボルマブ）が有効でした. よって, b, e が正解.

　ちなみにですが, 術後に単発の肺転移が出現することもあります. 単発であれば, 手術も適応となります. 参考までに.

3 膀胱（炎症）

腎盂腎炎との違いを明確に！

国試の傾向と対策

　common diseases の1つです．感染症は基本的に発熱を伴うことが多いですが，膀胱炎では発熱がないことがポイント．また，感染症→抗菌薬と短絡的に捉えないことも大切です．菌がいる＝治療が必要とは限らないのです．

◆膀胱炎の基本

　尿路感染症の1つです．腎盂腎炎と同じく，**若年女性**に好発し，**大腸菌**が最も多い起因菌となります．なぜ女性に多いのかというと，肛門と尿道が近い，尿道が短いなどの理由から，菌が侵入しやすい解剖学的構造になっているからです．そのため，人によっては繰り返しやすいのも特徴です．

　反対に，男性の場合は陰茎もあるし，尿道が長いので感染が成立しにくいのです．だからこそ，男性の尿路感染症では基礎疾患がないか？　を考えることが重要になってくるわけですね．

◆膀胱炎の症状

　同じ尿路感染症でも，腎盂腎炎とは臨床像が異なります．最大の違いは，“国試の傾向と対策”でも述べましたが，**発熱がない**ことです．

　また，**頻尿，残尿感，排尿時痛**がみられます．これらをまとめて**膀胱刺激症状**といいます．膀胱が活発になっているというイメージを持っておくといいでしょう．特に，「女性の残尿感」がメルクマールとなります．

Amasawa's Advice

💡 **女性の残尿感　→　膀胱炎を考えよう！**

◆膀胱炎の治療

感染症であるがゆえ，治療には**抗菌薬**を使います．「あれ？ "国試の傾向と対策" で短絡的に捉えないって言っていなかった？」と思った方，よく読み込んでくれていますね（笑）．実は，膀胱刺激症状がない場合（無症候性）には抗菌薬はいらないのです．「そんなことあるの？」と思ったかもしれませんが，具体的なシチュエーションをいうと，たまたま尿検査で**膿尿**（**WBC ↑**）や**細菌尿**が見つかった場合ですね．この場合は**保存療法**（**水分摂取など**）だけで○K．オシッコをすること自体がドレナージの役割を担うので，抗菌薬に頼らずとも治ってしまうのです．

～発熱のある頻尿・残尿感～

膀胱刺激症状（頻尿，残尿感，排尿時痛）があれば，膀胱炎を考えるというのは分かりましたね．では，発熱＋膀胱刺激症状の場合はどう考えましょうか？　この場合は，**膀胱炎から腎盂腎炎に至ったと考える**のがセオリーです．言い換えると，膀胱刺激症状は膀胱炎，発熱は腎盂腎炎によるもの，ということですね．それを踏まえた上で第1章 "解いてみた" の第1問と第2問をもう1度振り返ってみてください．発熱を生じる前の段階で「排尿時痛」や「頻尿」がみられていることに気がつきます．これがまさしく，膀胱炎から腎盂腎炎に至ったというストーリーを意味していたわけです．

ちなみにですが，「腎盂腎炎に移行する可能性があるなら，無症候性の膀胱炎でも腎盂腎炎の発症予防のために抗菌薬を投与した方がいいんじゃないか？」と考える人がいるかもしれませんね．しかし，無症候性の膀胱炎に対して抗菌薬投与を行っても，**腎盂腎炎発症の予防効果はない**といわれています．抗菌薬の副作用あるいは耐性化の問題もありますし，**意味がないのなら投与しない方がむしろ良いネ**，というわけです．ただし，妊婦さんの場合はハイリスクのため，無症候性膀胱炎も例外的に抗菌薬の適応となります．

3
膀胱（炎症）

膀胱（炎症）

膀胱炎

好発	若年女性
起因菌	大腸菌, プロテウス菌, クレブシエラ
症状	頻尿, 残尿感, 排尿時痛 （※発熱しない）
検査	尿検査で膿尿（WBC↑）や細菌尿 起因菌の推定には尿のグラム染色を行う
治療	保存療法（水分摂取など）, 抗菌薬
備考	無症候性の場合, 抗菌薬は不要である （※ただし, 妊婦は治療対象） 再発しやすい

解いてみた
膀胱（炎症）

97H71

急性単純性膀胱炎の最も一般的な起因菌はどれか.

a   *Chlamydia trachomatis*

b   *Enterobacter cloacae*

c   *Escherichia coli*

d   *Klebsiella pneumoniae*

e   *Pseudomonas aeruginosa*

思考のプロセス

　膀胱炎の起因菌について問われています．大腸菌（*E.coli*）が最も多い起因菌ですので，c が正解.

　d のクレブシエラは？　と思ったかもしれませんが，「最も一般的な」と問われているので，c に正解を譲ります．

発熱を**伴わない**のはどれか.

a 腎膿瘍

b 急性腎盂腎炎

c 急性膀胱炎

d 急性前立腺炎

e 急性精巣上体炎

―――――――――― 思考のプロセス ――――――――――

　泌尿器科の感染症がズラーッと並んでいます. まだ学習していないものもありますが, 発熱を起こさない感染症といえば膀胱炎ですよね. c を即答しちゃいましょう.

オリジナル　難問

急性単純性膀胱炎について**誤っている**ものはどれか．

a　腎盂腎炎に移行することがある．
b　再発しやすい．
c　若年女性に好発する．
d　抗菌薬は ST 合剤が良い適応である．
e　抗菌薬の使用は 2 週間程度が目安である．

思考のプロセス

　1 つずつみていきましょう．a はいいですね．膀胱炎が腎盂腎炎に至ったかどうかの見極めはとても大切です．b もいいですね．繰り返しやすいのも膀胱炎の特徴でした．c もいいですね．

　残った d と e で迷ったと思います．国試的には ST 合剤＝ニューモシスチス肺炎（PCP）が有名だと思いますが，ST 合剤は尿路感染症にも適応があります．抗菌薬での治療期間は 3〜7 日程度が目安であり，e が正解．

　なお，敗血症に対する抗菌薬の治療期間は 2 週間が基本となります（つまり，血液培養が陽性だったとき）．これを基準にすると，軽症の感染症にはもっと短い投与期間でいいかも？　と考えられることでしょう．これは研修医になってからも役立つ知識だと思うので，ぜひ覚えておいてください．

4 膀胱（腫瘍）

治療の使い分けがポイント！

　膀胱癌のポイントは治療の区別にあります！　TNM分類で正確に覚えるのはなかなか難しいと思いますので，治療別にクリアカットにまとめると◎です．

◆膀胱癌の基本

　膀胱癌のほとんどは移行上皮癌であり，中高年に好発します．タバコやアミン（染料）がリスクとなります．そんな膀胱癌では血尿がほぼ必発です．

〜本物の血尿を見抜く〜

　「血尿」が主訴だとしても，それが本物の血尿であるかどうかは話が別です．例えば，溶血によるヘモグロビン尿や横紋筋融解症によるミオグロビン尿でも，尿潜血が陽性と出てしまいます．本物の血尿と区別するためには，尿沈渣が有用であり，本物の血尿であれば赤血球が見える（＞4個/400倍視野）はずです．つまり，尿所見での潜血（＋）のうち，尿沈渣で赤血球（＋）であれば本物の血尿といえる，ということです．

◆膀胱癌の検査

　血尿がみられたら，尿細胞診でスクリーニングをします．これで悪性を疑う所見があれば，CT/MRIで精査を行います（図4-1）．ただし，小さな膀胱癌の場合は画像検査に映らないことも少なくないので，直接膀胱を観察できる膀胱鏡がより正確です（図4-2）．

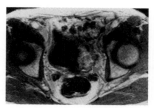

図 4-1　MRI でみる膀胱癌（95G38）

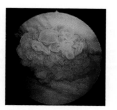

図 4-2　膀胱鏡でみる膀胱癌（116D72）

　実際の臨床では，MRI は膀胱癌があると分かった上で撮像することの方が多いです．なぜかというと，MRI は筋層浸潤の有無を評価するのに力を発揮するからです．これは，次にお話しする治療方針に大きく関わってくるため，とても重要です．

◆膀胱癌の治療

　治療は大きく 3 つに分けられます．筋層浸潤がなければ **TUR-BT** * という治療を行います．これは内視鏡的治療である EMR/ESD をイメージすると分かりやすいかと思います．

　筋層浸潤があれば，**膀胱全摘除術**を行います．ただ，そのままでは蓄尿や排尿ができなくなってしまいますから，尿の排泄路を確保する必要があります．これを尿路変向術といい，尿管を皮膚や回腸に直接つなげたり，場合によっては尿路ストーマ（人工膀胱）を作成したりします（**図 4-3**）．

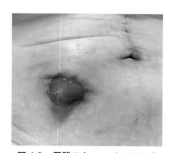

図 4-3　尿路ストーマ（115C54）

---

* TUR-BT : transurethral resection of bladder tumor　経尿道的膀胱腫瘍切除術

遠隔転移（特に肺，肝臓，骨）がある場合は，**化学療法・放射線療法**に切り替えます．以下にまとめます．

重要 **膀胱癌の治療まとめ**

① **筋層浸潤なし：TUR-BT**
② **筋層浸潤あり：膀胱全摘除術**（+尿路変向術）
③ **遠隔転移　　：化学療法・放射線療法**

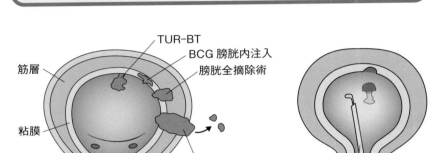

なお，膀胱癌は**再発しやすい**ことが問題です．そのため，TUR-BT後に**BCGの膀胱内注入**が再発予防に有効であることはおさえておきましょう．また，膀胱内に隆起しないような上皮内癌の場合も，BCGの膀胱内注入が適応となります．

～尿膜管遺残～

　胎生期に臍帯と膀胱頂部をつないでいた構造を**尿膜管**といい，通常は退縮するものの，稀に遺残してしまうことがあります．これを**尿膜管遺残**といいます．ここに**感染**が生じたり，**癌**を生じたりすることが問題となります．

　尿膜管癌の多くは**腺癌**です．もしも，膀胱頂部の癌から移行上皮癌ではなく腺癌が検出された場合，膀胱癌ではなく尿膜管癌である可能性が高いといえます．

膀胱（腫瘍）

膀胱癌

好発	中高年
リスク	タバコ，アミン（染料）
症状	血尿
検査	尿細胞診，CT/MRI，膀胱鏡
病理	移行上皮癌（90％以上）
治療	TUR-BT， 膀胱全摘除術（＋尿路変向術）， 化学療法・放射線療法
備考	膀胱癌の再発予防や上皮内癌には BCG の膀胱内注入が有効である 他の移行上皮癌も重複しやすい

解 い て み た
膀胱（腫瘍）

67歳の男性．凝血塊を伴う肉眼的血尿を主訴に来院した．膀胱内視鏡写真
を次に示す．

この疾患で正しいのはどれか．

a　家族性発生が多い．
b　夜間頻尿を合併する．
c　扁平上皮から発生する．
d　染料と因果関係がある．
e　若年者に好発する．

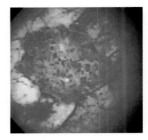

思考のプロセス

　高齢男性の血尿ですね．病歴が poor であり，疾患の推測ができません．
こういうときの画像は典型的であることがほとんどですから，安心して画像
を見てみると，膀胱内に腫瘍が形成されていますね．膀胱癌を考える所見で
す．

　それを踏まえた上で1つずつみていきましょう．a は特に関係しません．
国試本番では除外するのは難しいと思うので，パスでもよいと思います．b
も関係ありませんね．膀胱癌の主症状は血尿です．c も違いますね．膀胱は
扁平上皮ではなく，移行上皮からなります．そこから発生する癌ですから，
膀胱癌の多くは移行上皮癌であるのも納得でしょう．d が正解ですね．膀胱
癌はタバコやアミン（染料）がリスクファクターでした．e は違いますね．
癌は中高年に好発するのが一般的であり，膀胱癌も例外ではありません．

膀胱腫瘍で壁内深達度の診断に有用なのはどれか.

a 膀胱鏡検査

b 骨盤部 MRI

c 逆行性膀胱造影

d 骨盤部血管造影

e 腹部超音波検査

思考のプロセス

　膀胱癌の検査といえば，尿細胞診，CT/MRI，膀胱鏡の 3 つでしたね．このうち，治療方針に大きく関わる "筋層浸潤の有無" は MRI で評価するのでした．よって，b が正解.

　a を選んでしまった人は要注意！　膀胱癌の検査＝膀胱鏡と覚えていると pitfall にハマります．検査の使い分けまでしっかりマスターしておきましょう．他の選択肢はみる必要ありません.

　ちなみにですが，膀胱癌は健診などの超音波検査でたまたま見つかることもあります（参考図）．参考までに.

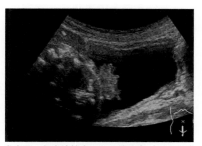

参考図　超音波検査でみる膀胱癌（116D72）

60歳の男性．血尿を主訴に来院した．3か月前から時々血尿を自覚していたが，自然に消失していたため医療機関を受診していなかった．2日前から血尿が持続するため受診した．喫煙は20本/日を40年間．飲酒は日本酒を1合/日．身長165 cm，体重62 kg．血圧128/78 mmHg．尿所見は沈渣で赤血球多数/HPF，白血球5〜10/HPF．膀胱鏡像を次に示す．なお，同日のMRIで筋層浸潤は認められなかった．

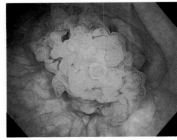

適切な治療はどれか．

a　分子標的薬

b　放射線照射

c　膀胱全摘術

d　膀胱部分切除術

e　経尿道的膀胱腫瘍切除術

思考のプロセス

　中年男性の血尿ですね．尿沈渣で赤血球が多数みられていることから，本物の血尿です．病歴からは疾患の推測が難しいですが，こういうときは画像が典型的のはず．安心して画像を見ると，膀胱内に腫瘤が形成されていますね．膀胱癌を考える所見です．

　MRIで筋層浸潤がないということですから，治療はTUR-BT（経尿道的膀胱腫瘍切除術）が1st choiceとなります．よって，eが正解．他の選択肢はみるまでもありません．

　なお，肉眼的に小さいもの（1 cm以下）や有茎性の場合は筋層浸潤の可能性がかなり低いといわれているため，その場合はMRIを省略することもあります．

109D39

64歳の男性. 頻尿を主訴に来院した. 2か月前から頻尿と排尿時痛とを自覚していた. 3日前に血尿を認め心配になったため受診した. 身長168cm, 体重72kg. 腹部に異常を認めない. 直腸指診で前立腺は弾性硬で小鶏卵大に腫大している. 尿所見：蛋白（-）, 糖（-）, 潜血1＋, 沈渣に赤血球10～20/1視野, 白血球0～5/1視野. PSA 4.6 ng/mL（基準4.0以下）. 超音波検査で腎と膀胱とに異常を認めない. 膀胱内視鏡検査で隆起性病変は認めないが発赤した膀胱粘膜を複数認める. 尿細胞診はクラスV. 10日後, 経尿道的に膀胱の発赤粘膜を生検したところ, 上皮細胞に異型を認めるが間質への浸潤は認めない.

治療として適切なのはどれか.

a 放射線治療
b 前立腺全摘術
c 膀胱部分切除術
d 抗コリン薬の内服
e BCGの膀胱内注入

4 膀胱（腫瘍）

―――――――――――― 思考のプロセス ――――――――――――

　中年男性の血尿ですね. 沈渣でも赤血球を認めているので本物の血尿です. 尿細胞診ではクラスVということです. 後ほど詳しく解説しますが, 細胞診のクラスVというのは悪性を示唆する所見です. 膀胱鏡では, 前問のような腫瘍形成はなく, 粘膜の発赤のみがみられるとのことですね. これに対して生検をすると, 上皮細胞の異型のみ（＝上皮内癌）という結果でした. 膀胱癌のうち, 上皮内癌における治療といえばBCGの膀胱内注入が有効でした. よって, eが正解. 他の選択肢はみるまでもありません.

110A35

65歳の男性. 血尿を主訴に来院した. 3か月前から時々血尿を自覚していたが, 自然に消失していたため医療機関を受診していなかった. 2日前から血尿が持続するため受診した. 喫煙は20本/日を45年間. 飲酒はビール350 mL/日を20年間. 身長165 cm, 体重90 kg. 血圧160/100 mmHg. 尿沈渣に赤血球多数/1視野, 白血球5～10/1視野. 尿細胞診はクラスⅤ. 膀胱内視鏡像を次に示す. 脊髄くも膜下麻酔下で経尿道的膀胱腫瘍切除を行った. 病理所見では尿路上皮癌pTaと上皮内癌とを認める. 術後1か月目に施行した尿細胞診でもクラスⅤであった.

この患者の治療として適切なのはどれか.

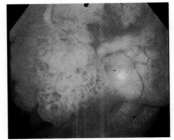

a 膀胱全摘術
b 放射線療法
c 抗癌化学療法
d 分子標的薬投与
e BCG膀胱内注入療法

思考のプロセス

　高齢男性の血尿ですね. 沈渣でも赤血球を認めているので本物の血尿です. 尿細胞診はクラスⅤですので, 悪性が示唆されます. 膀胱鏡では膀胱内に腫瘤が形成されており, 膀胱癌を考える所見ですね. そうして, TUR-BTが施行され, 病理でも癌が証明されました.

　今回問題となっているのは, 術後も尿細胞診でクラスⅤが続いているという点です. 再発にしてはあまりにも早すぎるので, もしかしたら肉眼的に見つけられなかった癌の取り残しがあったのかもしれません. こういう場合, 特定の箇所を狙って治療するTUR-BTは不向きであり, 膀胱上皮全体を対象とするBCGの膀胱内注入が有効です. よって, eが正解.

　迷うとしたら, aですかね. いずれは膀胱全摘術になる可能性はあるかもしれませんが, 他に侵襲性の低い選択肢がある以上, 現時点では早計といえます.

97A40　難問

70歳の男性．1か月前から血尿が続いているため受診した．腹部に腫瘤は触れず，外陰部に異常はない．直腸指診では前立腺は軽度肥大し弾性硬である．血液所見には異常なく，PSA〈前立腺特異抗原〉が 3.4 ng/mL（基準 4.0 以下）であった．尿所見：肉眼的血尿があり，小さな凝血塊が数個認められる．尿蛋白 1＋，糖（－），沈渣に白血球 2～3/1 視野，赤血球無数/1 視野，異型細胞多数/1 視野，細菌（－）．尿細胞診 Class Ⅴ．膀胱鏡検査で膀胱頂部に母指頭大の広基性非乳頭状腫瘍が認められ，生検で腺癌であった．

この腺癌の発生母地はどこか．

a　尿　管
b　尿膜管
c　膀胱粘膜
d　前立腺
e　尿　道

思考のプロセス

　高齢男性の血尿です．沈渣でも赤血球を認めているので本物の血尿です（そろそろ皆さん慣れてきたと思うので，今後は省略します）．尿細胞診 Class Ⅴ＝悪性が示唆され，膀胱鏡で腫瘍が認められたということです．

　通常ならば膀胱癌を考える状況ですが，生検では移行上皮癌ではなく，腺癌が出ています．コラム（→ P.26）で紹介しましたが，膀胱頂部から腺癌が検出された場合は尿膜管癌を考えるのが例外事項でした．よって，b が正解．

5 前立腺（炎症）

「痛くて尿が出ない」がサイン

　不明熱の原因の１つに前立腺炎が挙げられます．鑑別に挙げられれば診断に至ることは難しくないので，研修医以降のことも見据えて，ぜひおさえておいてください．

◆前立腺炎の基本

　前立腺は男性に特有の臓器であるため，前立腺炎は**男性のみ**に起きる疾患です．**大腸菌**や**クラミジア**が起因菌として多く，**抗菌薬**が有効です．

　症状は**発熱**に加えて，**頻尿，排尿時痛，排尿困難**があります．国試的には，排尿時痛と排尿困難を同時に認めるというのがメルクマールです．

Amasawa's Advice

排尿時痛＋排尿困難を伴う発熱　→　前立腺炎を考えよう！

　前立腺炎では**前立腺の腫大・圧痛**を認めます．つまり，**直腸診**で前立腺の状態をチェックすることがポイントです．なお，菌血症を起こす可能性があるため，前立腺マッサージは禁忌となります．

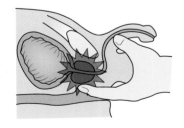

◆前立腺炎の検査

前立腺炎は尿路感染症の1つであるため，**尿検査**が有用です．ただ，偽陰性になることも少なくないので，尿検査だけに頼るのはNG．検査所見のみにとらわれていると，"不明熱"のまま，抜け出せなくなってしまうことでしょう．

覚えておいてほしいのは，**PSAが上昇する**ことがあるということ．PSAは前立腺癌の腫瘍マーカーとして有名ですが，必ずしも癌とは限らない！のです．

◆排尿時痛まとめ

本シリーズでは，著者オリジナルのまとめをいくつも展開しています．多くは3つずつの構成になっています．理由は単純で，個人的に3つが覚えるのにちょうどよいと感じているためです．

今回は「排尿時痛」についてまとめておきます．後に学習する尿道炎を含め，以下の3つを想起してください．

> **重要 排尿時痛といえば**
>
> ① 膀胱炎
> ② 前立腺炎
> ③ 尿道炎

上記を主軸として，大学の講義や実習で学んだことを適宜付け足していけばいいと思います．最終的には，自分だけのオリジナルまとめを作れるようになるといいですね (^^).

前立腺（炎症）

前立腺炎

好発	男性のみ
起因菌	大腸菌，クラミジア
症状	発熱，頻尿，排尿時痛，排尿困難
身体所見	前立腺の腫大・圧痛
検査	尿検査，PSA ↑
治療	抗菌薬
禁忌	前立腺マッサージ （※菌血症の危険があるため）
備考	慢性前立腺炎は会陰部不快感が主訴になることが多い

解いてみた
前立腺（炎症）

103A54

65歳の男性．昨夜からの悪寒戦慄を伴う39℃台の発熱，会陰部不快感および排尿困難を主訴に来院した．5日前から頻尿と排尿時痛とがみられたが放置していた．

最も考えられるのはどれか．

a　急性腎盂腎炎

b　膀胱炎

c　尿道炎

d　前立腺炎

e　精巣炎

思考のプロセス

　高齢男性の発熱ですね．これに加えて，会陰部不快感，頻尿，排尿時痛，排尿困難を認めています．排尿時痛＆排尿困難を伴う発熱といえば，前立腺炎をまず考えるべきでした．よって，dが正解．他の選択肢はみるまでもありません．

67 歳の男性. 3 日前からの発熱と頻尿とを主訴に来院した. 2 年前から前立腺肥大症の診断で α_1 遮断薬を内服している. 体温 38.4℃. 直腸指診で小鶏卵大の前立腺を触知し, 圧痛を認める. 尿所見: 蛋白 (-), 糖 (-), 沈渣に赤血球 1～3/1 視野, 白血球 100 以上/1 視野. 血液所見: 赤血球 460 万, Hb 14.6 g/dL, Ht 41%, 白血球 12,300, 血小板 23 万. 免疫学所見: CRP 6.2 mg/dL. PSA 12.6 ng/mL (基準 4 以下). 腹部超音波検査で推定前立腺体積 36 mL, 残尿量 10 mL.

対応として適切なのはどれか.

a 経過観察
b 抗菌薬の投与
c 間欠自己導尿
d 抗コリン薬の投与
e 抗男性ホルモン薬の投与

<hr>

思考のプロセス

　高齢男性の発熱です. 症状だけで感染臓器を推定するのは難しそうですが, 直腸診で前立腺の圧痛を認めるということから, 前立腺炎が疑われます. 検査所見をみてみると, 尿沈渣で多数の白血球 (膿尿) が認められ, PSA が高値となっています. やはり, 前立腺炎ですね. 前立腺炎の治療は抗菌薬ですので, b が正解.

　他の選択肢もみてみましょう. a は不適切ですね. 主訴の原因を突き止めたのは何のためだったのか……という感じです (^^;). c は尿閉を合併すれば考慮しますが, 残尿量は 10 mL とほとんど溜まっていません. 尿閉については, 第 11 章であらためてお話をします. d は次章で学びますが, 背景にある前立腺肥大症に対して, 抗コリン薬は禁忌です. e は前立腺肥大症の治療薬ではありますが, 現在問題となっているのは前立腺炎＞前立腺肥大症です.

6 良性 vs 悪性
前立腺（腫瘍）

泌尿器科において超頻出です．国試では，前立腺肥大症（良性）と前立腺癌（悪性）の違いを意識して学んでいきましょう．

◆正常の前立腺

右手で OK サインを作ってみてください．それが前立腺の正常の大きさです．前立腺肥大症の有病率が高いせいか，「加齢により前立腺は肥大するもの」と思い込んでいる人もいますが，正常では加齢とともに萎縮します．

◆前立腺肥大症の基本

肥大は前立腺の**内腺**（移行域）に生じます．内腺は尿道に近い方なので，肥大すると尿道を圧迫してしまうことがあります．これによって排尿がうまくできず，**頻尿，残尿感，尿意切迫感，排尿困難**などをきたしてしまいます．「中高年男性の泌尿器系症状」とくれば，前立腺疾患をまずは考えるようにしてください．

Amasawa's Advice

 中高年男性の泌尿器系症状 → 前立腺疾患を考えよう！

注意してほしいのは，前立腺の肥大≠前立腺肥大症ということ．尿道を圧迫しなければ，基本的には無症状です．症状があって初めて，前立腺肥大症といえるというわけですね．

上記に付随しますが，肥大の程度が重症度に直結するわけでもありません．肥大がしょぼくても症状が強ければ重症ですし，肥大が顕著でも症状が軽ければ軽症といえます．つまり，どのくらい日常生活に支障をきたしているかが重要ということです．言い換えると，重症度は患者さんの QOL の感じ方で決まるということであり，これをスコアリングしたものを**国際前立腺症状スコア**（IPSS）といいます．

◆前立腺肥大症の検査

　とはいえ，肥大が顕著なほど症状が生じやすい傾向はあります．そのため，形態的な評価も必要となります．身体診察としては**直腸診**が有用で，OK サイン（クルミ大）よりも大きい感触であれば肥大を疑います．正確な測定には，**画像検査**（超音波検査など）が必要となります（**図 6-1**）．

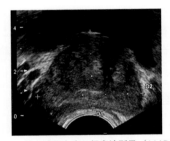

図 6-1　前立腺肥大症の超音波所見（111D53）

　また，どのくらいオシッコが出にくいのかの機能的評価も有用です．**尿流測定**といって，尿流量計といわれるものに排尿を行い，流速と排尿時間を記録します．排尿困難があると，流速の低下と排尿時間の遷延がみられます．

◆前立腺肥大症の治療

　良性疾患であるため，治療は侵襲性の少ない薬物療法から行います．第一選択薬は**α₁遮断薬**であり，他にも，肥大に関連するアンドロゲンを抑える**5α還元酵素阻害薬**や平滑筋弛緩作用のある **PDE5 阻害薬**も有効です．

薬物療法への反応が乏しい場合 or IPSS で重症の場合には，**経尿道的前立腺切除術（TUR-P）**を行います．簡単にいえば，尿道からアプローチして肥大した前立腺の一部を切り取る手術です．似た名前に TUR-BT がありましたね．こちらは尿道からアプローチして膀胱の病変を切り取る手術でした．「P」は Prostate（前立腺），「BT」は Bladder Tumor（膀胱腫瘍）の略です．しっかり区別しておいてください．なお，最近ではレーザーを使った**ホルミウムレーザー前立腺核出術（HoLEP）**と呼ばれるものが主流となっています．

◆前立腺癌の基本

続いて，前立腺癌について学んでいきましょう．教科書的には前立腺肥大症と類似した症状が記載されています．しかし，癌は**外腺（辺縁域）**から生じることが多いです．尿道から遠いため，尿道圧迫は起こしにくいのが特徴です．逆にいえば，進行するまでは症状に乏しく，発見が遅れやすいともいえます．

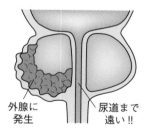

外腺に　　　尿道まで
発生　　　　遠い !!

◆前立腺癌の検査

検査は前立腺肥大症と同様に，**直腸診**と**画像検査（特に MRI）**が有用です．直腸診では，ゴツゴツした不整なしこりとして認識されます．ただ単に大きくなっただけの前立腺肥大とは，全く異なる触覚です．

また，**PSA 上昇（>4.0）**も重要です．こちらは有名ですね．前立腺炎でも上昇しますが，炎症が落ち着いたところで再検し，なお高値が続けば，前立腺癌の可能性は外せないといえます．

◆前立腺癌の病理

　上記で十分に事前確率を上げたら，最終的な診断となる**生検**へと進みます．前立腺は深いところにありますが，幸いにも直腸から近いので，直腸の中からアプローチすることができます．

　前立腺癌の病理診断は，他の癌と違う点があります．前立腺癌は**腺癌**が多いですが，同じ癌の中に分化度の異なる癌が混在するのが特徴です．少し専門的な話をすると，細胞異型ではなく，組織異型の有無で悪性度を判定します．grade を 1〜5（低悪性度〜高悪性度）に分け，癌の中で 1 番目に多い組織像と 2 番目に多い組織像を加算して評価します．これを **Gleason score**（グリソン　スコア）といいます．

　文章だけだとちょっと分かりづらかったと思うので，具体的な例をあげてみます．

Gleason score＝3＋4

と記載されていたとします．これを紐解くと，1 番目に多い組織型は grade 3 の悪性度，2 番目に多い組織型は grade 4 の悪性度ということです．

Gleason score＝4＋3

　一方，こちらの場合は，1 番目に多い組織型は grade 4 の悪性度，2 番目に多い組織型は grade 3 の悪性度ということです．

　どちらも，Gleason score＝7 であることは変わりありませんが，その意味合いが少し異なることが分かりますね．「後者の方が悪性度の高い組織型が多いんだなぁ〜」ということを分かってもらえれば，それで十分です．

　なお，Gleason score が 6 点以下なら低リスク，7 点なら中リスク，8 点以上なら高リスクといわれています．参考までに．

◆前立腺癌の治療

　3つのパターンに分けておくとクリアカットになります．1つ目は意図せず，たまたま病理から発見された場合で，基本的には**経過観察**（**PSA監視療法**）となります．「そんなことあるの？」と思うかもしれませんが，日常臨床ではしばしば経験します．特に前立腺肥大症に対してTUR-PあるいはHoLEPを行った結果，組織の一部に癌が含まれていた！　というケースが多いです．癌は外腺（辺縁域）から生じることが多いですが，内腺（移行域）に生じることもありますからね．実際，直腸診や画像検査では捉えられない癌も少なくなく，上記のように術後たまたま発見されることもあるわけです．とはいえ，こういう癌は寿命に影響しない可能性が高いといわれており，<ruby>latent<rt>ラテント</rt></ruby>癌とも呼ばれています．そのため，経過観察でよいというわけですね．

　2つ目は前立腺に限局している癌で，**前立腺全摘除術**もしくは**密封小線源療法**を行います．つまり，手術 or 放射線療法ということですね．施設によって治療方針の違いはありますが，予後に有意差はありません．

　3つ目は遠隔転移している癌で，**内分泌療法**を行います．具体的には，GnRHアゴニストや抗アンドロゲン薬で，どちらもアンドロゲンに拮抗する作用を示します．場合によっては，薬物療法だけでなく，**外科的去勢術**を行うこともあります．なお，化学療法は効きにくいため，積極的には行われません．

重要　**前立腺癌の治療まとめ**

① latent癌　　　　　　：経過観察
② 前立腺に限局する癌：前立腺全摘除術，密封小線源療法
③ 遠隔転移あり　　　　：内分泌療法，外科的去勢術

　ちなみにですが，前立腺癌は**骨転移**しやすいことが知られています．**造骨性**であるのが特徴であり，これを検出するには**骨シンチグラフィ**が有用です（**図6-2**）．骨痛にはNSAIDsがよく効くので，こういった対症療法も治療と同時に行っていきます．

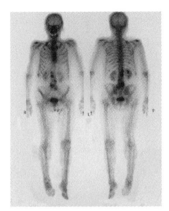

図 6-2 骨シンチグラフィの集積（106D52）

◆前立腺肥大症 vs 前立腺癌

　国試では，前立腺肥大症と前立腺癌の区別を問われやすいです．直腸診，PSA，画像検査の違いをおさえておきましょう．

	前立腺肥大症	前立腺癌
直腸診	軟〜弾性硬	石様硬
PSA	上昇なし	上昇あり
画像所見	内腺（移行域）の腫大	外腺（辺縁域）に不整な腫瘤

　なお，前立腺肥大症には前立腺全摘除術を行わない，前立腺癌には TUR-P を行わない，という点も併せておさえておくと，ド忘れ防止になると思います．

～前立腺肥大症＆前立腺癌～

　国試では，前立腺肥大症と前立腺癌の区別を問われやすいですが，実際の臨床ではしばしば合併しています．というよりも，**癌の有無は前立腺肥大症の有無に関わらない**と思っておいた方が，実際の感覚に近いです．

　問題となるのは，前立腺肥大症があると PSA 上昇が正しいメルクマールにならないということです．これはなぜかというと，**前立腺肥大症でも PSA が上昇することがある**ためです．国試ではクリアカットに分けられるものの，現実はそう単純ではありません．なぜ前立腺肥大症でも PSA が上昇することがあるのかというと，肥大した内腺（移行域）が外腺（辺縁域）を圧排することで，**慢性的な前立腺炎を合併する**からです．前立腺炎でも PSA が上昇するのは学習済みですよね．

　国試では，PSA 上昇の有無でクリアカットに分けてもらってかまいませんが，実際の臨床とは少し乖離があることは知っておいてください．大事なのは，**前立腺肥大症で PSA 上昇がみられてもいいけど，癌の可能性は常に考慮しておく姿勢**だと思います．

前立腺（腫瘍）

前立腺肥大症

好発	中高年男性の内腺（移行域）
原因	男性ホルモン
症状	頻尿，残尿感，尿意切迫感，排尿困難， 尿勢低下，排尿後尿滴下
身体所見	直腸診で前立腺肥大・軟〜弾性硬
検査	国際前立腺症状スコア（IPSS） 画像検査（超音波検査など）で肥大した前立腺 尿流測定で流速の低下，排尿時間の遷延 残尿測定で残尿（+）
治療	薬物療法（α_1遮断薬，5α還元酵素阻害薬，PDE5阻害薬） 外科的手術（TUR-P，HoLEP）
備考	IPSSでは8点以上で中等症，20点以上で重症になる 抗コリン薬やアルコールは前立腺肥大を悪化させる

前立腺癌

好発	中高年男性の外腺（辺縁域）
症状	無症状のことが多い
身体所見	直腸診で不整な硬結（石様硬）
検査	PSA↑，画像検査（特に MRI，骨シンチグラフィ）
病理	腺癌（Gleason score で悪性度・リスクを決める）
転移	骨転移（造骨性）
治療	（latent 癌）経過観察 （前立腺に限局する癌）前立腺全摘除術，密封小線源療法 （遠隔転移あり）内分泌療法，外科的去勢術
備考	化学療法はあまり行わない Gleason score は 2～6 点が低リスク，7 点が中リスク，8～10 点が高リスクになる

解いてみた
前立腺（腫瘍）

110H37 改変

前立腺肥大症の患者に直腸指診を行った際の前立腺所見はどれか．

a　圧痛

b　熱感

c　一部が石様硬

d　可動性の消失

e　弾性硬の腫大

思考のプロセス

　前立腺肥大症は肥大しているだけですから，軟〜弾性硬の腫大した前立腺を触れるはず．よって，e が正解．

　なお，圧痛（a）や熱感（b）があれば前立腺炎，石様硬（c），可動性の消失（d），不整な硬結があれば前立腺癌を考えていきます．

67歳の男性．1年前からの夜間頻尿と尿意切迫感とを主訴に来院した．直腸診で表面滑らかで腫大した前立腺を触知する．弾性硬で圧痛はない．尿所見：蛋白（−），糖（−），沈渣に赤血球2〜4/1視野，白血球1/数視野．
対応として適切なのはどれか．**2つ選べ**．

a　尿培養
b　PSA測定
c　腹部単純CT
d　膀胱内圧測定
e　国際前立腺症状スコアによる問診

6
前立腺（腫瘍）

思考のプロセス

　高齢男性の泌尿器系症状であることから，まずは前立腺疾患を考えていきます．直腸診では，表面滑らかで腫大した前立腺を触知するとのことで，前立腺肥大症が考えられますね．

　それを踏まえた上で1つずつみていきましょう．aは不要ですね．そもそも感染症が疑われる状況ではないですし，前立腺の圧痛や尿沈渣の白血球上昇（膿尿）もありません．bはいいですね．前立腺癌の鑑別に重要です．cとdは不要，eは前立腺肥大症の重症度を測るのに役立ちます．よって，b，eが正解．

68歳の男性．排尿困難と頻尿とを主訴に来院した．1か月前から尿意切迫感と夜間頻尿とを認めた．既往歴と家族歴とに特記すべきことはない．身長164 cm，体重64 kg．脈拍68/分，整．血圧128/82 mmHg．腹部は平坦，軟で，肝・脾を触知しない．直腸指診で表面平滑で腫大した弾性硬の前立腺を触知し，圧痛を認めない．尿所見：蛋白（−），糖（−），沈渣に赤血球と白血球とを認めない．PSA 1.6 ng/mL（基準4.0以下）．国際前立腺症状スコア14点（軽症0〜7点，中等症8〜19点，重症20〜35点）．残尿量30 mL．腹部超音波写真と尿流測定の結果とを次に示す．

対応として適切なのはどれか．

a　経過観察
b　α_1遮断薬投与
c　抗男性ホルモン療法
d　前立腺生検
e　経尿道的前立腺切除術

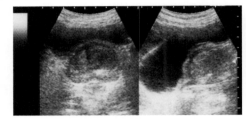

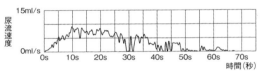

思考のプロセス

　高齢男性の泌尿器系症状であることから，まずは前立腺疾患を考えます．直腸診では弾性硬の腫大した前立腺を認めるとのこと．PSA上昇もなく，前立腺肥大症ですね．まずは第一選択薬であるα_1遮断薬を選択します．よって，bが正解．

　他の選択肢もみていきましょう．aの経過観察を選択することもありますが，患者さんの主訴を解決すべきですし，客観的な国際前立腺症状スコアでも中等症を示していることから，治療対象とすべきでしょう．cやeも選択肢にはなりますが，あくまで次の手段として考えるものです．dは癌を疑う状況で検討します．良性疾患である前立腺肥大症には適応となりません．

ちなみにですが，超音波写真では肥大した前立腺，尿流測定では流速の低下と排尿時間の遷延がみられています．詳しいデータの読み取りはできなくてかまいません．ですが，1分以上排尿しているのはけっこー長いな！　という感覚は皆さんも持てますよね．

71歳の男性．6か月前からの排尿困難と夜間頻尿を主訴に来院した．既往歴および家族歴に特記すべきことはない．身長 162 cm，体重 60 kg．体温 36.4℃．脈拍 72/分，整．血圧 154/82 mmHg．呼吸数 14/分．腹部は平坦，軟で，肝・脾を触知しない．直腸指診で横径 40 mm 程度の前立腺を触知するが硬結を認めない．尿所見：蛋白（－），糖（－），沈渣に赤血球と白血球とを認めない．血清 PSA 2.5 ng/mL（基準 4.0 以下）．国際前立腺症状スコア 28 点（軽症 0〜7 点，中等症 8〜19 点，重症 20〜35 点）．腹部超音波検査で推定前立腺体積 60 mL．尿流測定で排尿量 120 mL，最大尿流率 2.5 mL/秒，残尿量 240 mL．

治療薬として**適切でない**のはどれか．

a　α_1 遮断薬
b　抗コリン薬
c　抗男性ホルモン薬
d　5α還元酵素阻害薬
e　PDE5〈phosphodiesterase5〉阻害薬

思考のプロセス

　高齢男性の泌尿器系症状であることから，まずは前立腺疾患を考えます．直腸診では腫大した前立腺を認めるとのことですが，硬結はないようです．PSA 上昇もなく，前立腺肥大症ですね．国際前立腺症状スコアでは重症の結果となっています．よって，前立腺肥大症の治療に当てはまらない b が正解．なお，正常の前立腺の体積は 20 mL 以下であり，60 mL はかなり大きいことが分かります．

　前立腺は交感神経（主に α 作用）によって収縮し，アンドロゲンによって肥大化することが知られています．これらを防ぐことが治療につながるわけですが，これらを助長するような作用は当然増悪因子となります．国試では，抗コリン薬と抗ヒスタミン薬が前立腺肥大症の増悪因子になるというのは頻出事項ですので，こちらも併せておさえておいてください．

前立腺癌の治療方針の決定に用いられるのはどれか．**3つ選べ**．

a PSA 値

b TNM 分類

c Gleason score

d テストステロン値

e 国際前立腺症状スコア

―――――――――― 思考のプロセス ――――――――――

即答しちゃいましょう．a，b，c が正解ですね．なぜこの問題をわざわざ持ってきたかというと，極めて実用的なものだからです．というのも，実際の臨床では，PSA 値，TNM 分類，Gleason score の 3 つを合わせて前立腺癌のリスク分類を決めています．

PSA は値が高いほどリスクが高くなります．具体的には，PSA の値が 20 以上で高リスクとなります．術前の TNM 分類は画像検査によって決まり，局所（T 分類）は MRI，転移（N 分類，M 分類）は CT や骨シンチグラフィで評価することを基本としています．当然，stage が高いほどリスクが高くなります．Gleason score については本文で解説しましたね．

72歳の男性．人間ドックで PSA 8.3 ng/mL（基準 4.0 以下）を指摘されたため来院した．PSA を再検したところ 8.4 ng/mL であった．直腸指診で，小鶏卵大，弾性硬および表面平滑の前立腺を触知するが，明らかな硬結は認めない．腹部超音波検査で前立腺体積は 32 mL であった．

次に行う検査として適切なのはどれか．

a　尿細胞診
b　腹部単純 CT
c　前立腺針生検
d　骨シンチグラフィ
e　逆行性尿道膀胱造影

思考のプロセス

　PSA の上昇からは，①前立腺炎，②前立腺癌を考えていきます．血液検査でたまたま引っかかった点からは後者をより考えます．直腸診ではやや腫大した弾性硬の前立腺を触知するとのことですが，明らかな硬結はないようです．つまり，身体所見上は前立腺肥大症が考えやすいというわけです．実際，超音波検査でも 20 mL を超えていますね．

　では，単なる前立腺肥大症として片付けてよいでしょうか？　否．前立腺肥大があるのは間違いありませんが，PSA の上昇は別問題です．直腸診は有用であるものの，硬結を触れない＝癌を否定するほどの力はありません．一般論として，身体所見は特異度が高いものの，感度は低い傾向があります．つまり，硬結を触れれば癌の可能性が高くなるものの，触れない場合はあるかないか分からない，というのが実際の感覚に近いです．

　それを踏まえた上で 1 つずつ選択肢をみていきましょう．a は難しかったかもしれませんが，尿細胞診は尿路上皮癌に有用です．これについては第 10 章で詳しく説明します．b の CT は MRI と違い，前立腺癌の描出は難しいです．c が正解ですね．d は前立腺癌の診断がついた後で検討するものです．e は関係ありません．ちなみにですが，実際の臨床ではまず MRI を行い，癌を疑う所見があれば生検に進むというのが主流です．

71歳の男性．前立腺肥大症の診断で経尿道的前立腺切除術を受けた．病理組織診断で2切片に高分化腺癌が認められた．

今後の方針として最も適切なのはどれか．

a　経過観察

b　ホルモン療法

c　放射線療法

d　癌化学療法

e　前立腺全摘除術

6
前立腺（腫瘍）

―――――――― 思考のプロセス ――――――――

　前立腺肥大症に対してTUR-Pを行ったところ，高分化型の腺癌が検出されたパターンですね．こういうものはlatent癌と呼ばれ，経過観察（PSA監視療法）を行うのが妥当でした．よって，aが正解．

　他の選択肢もみてみましょう．bは遠隔転移がある場合，cとeは前立腺に限局する癌に有効でした．dの化学療法はあまり行われません．

58歳の男性．PSA高値を指摘され来院した．7年前から人間ドックで定期的にPSAを測定していたが基準値を超えたため受診した．排尿障害を認めない．直腸指診で前立腺はくるみ大，弾性硬で両葉に小結節を触知する．PSA 6.5 ng/mL（基準4.0以下）．骨盤部MRIのT2強調像で前立腺辺縁領域に低信号を認めるため前立腺生検を施行した．病理診断では前立腺左葉の6本中2本，右葉の6本中1本に中分化腺癌（Gleason score 4＋4）を認める．骨シンチグラフィでは異常な集積を認めない．

対応として適切なのはどれか．**2つ選べ．**

a　放射線療法

b　抗癌化学療法

c　PSA監視療法

d　前立腺全摘除術

e　分子標的薬投与

思考のプロセス

　PSA高値からは，①前立腺炎，②前立腺癌を考えていきます．発熱や排尿時痛などはなく，血液検査で引っかかった点からは後者をより考えます．直腸診では弾性硬の腫大に加えて，小結節を触知するとのこと．MRIで後者に対応する病変があったことから，生検が行われています．すると，Gleason score 4＋4の癌が検出されていますね．骨シンチグラフィで異常集積がないことから，骨転移は否定されます．前立腺に限局する癌であり，その治療は前立腺全摘除術 or 密封小線源療法の2択でした．よって，a，dが正解．

　1点補足ですが，前立腺全摘除術をすると射精ができなくなります．また，術中に前立腺の近くにある神経を切除せざるをえない場合があり，これを切除すると勃起もできなくなります．さらに，尿道括約筋を傷つけてしまうと尿失禁を起こすことも……．こういった合併症やリスクがあることから，手術よりも放射線療法を希望する患者さんも少なくありません．

73歳の男性．排尿困難を主訴に来院した．2年前から尿線が細いことに気付いていたが年齢のためと考えていた．3か月前から排尿困難を伴うようになったため受診した．直腸指診で鶏卵大，石様硬の前立腺を触知する．PSA 45 ng/mL（基準4.0以下）．前立腺針生検で中分化腺癌（Gleason score 4＋3）と病理診断された．骨シンチグラフィで多発骨転移を認める．

まず行う治療として適切なのはどれか．

a 放射線治療
b ホルモン療法
c 抗癌化学療法
d 前立腺全摘除術
e 分子標的薬投与

思考のプロセス

　高齢男性の泌尿器系症状であることから，前立腺疾患をまず考えます．直腸診では腫大に加え，石様硬として触知するとのこと．PSA上昇もあり，癌が疑わしい状況ですね．生検でも癌が検出されており，骨シンチグラフィで多発骨転移を指摘されています．遠隔転移がある状況ですから，b が正解．

　前立腺癌の治療を3つのパターンに分けておくと，スッキリ解けたと思います．頻出ですので，何度も何度も復習しておいてください．

7 痛くて腫れる 精巣（炎症）

国試の傾向と対策

　国試では，精巣上体炎と精巣炎の2つをおさえておけばいいと思います．当然，**男性のみ**に起きる疾患です．

◆精巣上体炎

　精巣上体はその名の通り，精巣の上にある小さな構造物で，精子が運動能を獲得するための場所です．ここに感染を起こしたのが精巣上体炎です．尿道からの逆行性感染によって成立し，**大腸菌**や**クラミジア**が主な起因菌となります．

　症状としては**発熱**に加えて，**有痛性の陰嚢腫大**が認められます．有痛性陰嚢腫大とくれば，次の2つを考えてください．

重要 有痛性陰嚢腫大といえば

　① 精巣上体炎 / 精巣炎
　② 精巣捻転

　この2つの鑑別には，**カラードプラ法**（超音波）**が有用**です．精巣上体炎/精巣炎であれば血流が亢進し，精巣捻転であれば血流が低下します．ちなみに，教科書的には精巣を挙上すると，精巣上体炎では疼痛が軽減し，精巣捻転では疼痛が増悪するといわれています．これを Prehn 徴候といいます．ですが，この診断能はあまり高くなく，身体所見のみで判断することはあり

ません.

　治療は起因菌に合わせた**抗菌薬**です．放置すると**不妊**になることもあるので，素早い診断と治療が望まれます.

◆精巣炎

　精巣炎は前述した精巣上体炎から続発することも稀にありますが，有名なのは**ムンプスウイルス**によるものです．特に成人になって初めてムンプスウイルスに感染すると，この精巣炎を合併しやすいことが知られています．炎症の果てに壊死に至りやすく，**無精子症（不妊）**を合併することもあります.

　著者が子供の頃，「ムンプスは大人になって罹ると子供ができなくなる」という話を聞き，子供のうちになんとかしてムンプスに罹ることはできないか？　と本気で考えていました．それこそ，流行性耳下腺炎（おたふく風邪）で休んでいる友達の家にわざわざお見舞いに行ったりとか……（笑）．結局，罹りませんでしたが，今考えると完全にアホですね…….

精巣（炎症）

精巣上体炎

好発	男性のみ
起因菌	大腸菌，クラミジア
症状	発熱，有痛性陰囊腫大
合併症	不妊
身体所見	Prehn 徴候は陰性（精巣挙上で疼痛が軽減する）
検査	カラードプラ法（超音波）で精巣上体の血流亢進
治療	抗菌薬
備考	若年者ではクラミジア，高齢者では大腸菌が多い Behçet 病に合併することもある

精巣炎

好発	男性のみ
原因	精巣上体炎からの続発，ムンプスウイルス
症状	発熱，有痛性陰囊腫大
合併症	不妊
検査	カラードプラ法（超音波）で精巣の血流亢進
治療	抗菌薬　（※ムンプスウイルスには無効）

解いてみた
精巣（炎症）

オリジナル

精巣上体炎で正しいものはどれか.

a　不妊の原因にはならない.

b　精巣に炎症が波及しやすい.

c　若年者では大腸菌が主な起因菌である.

d　精巣を挙上すると疼痛が増悪する.

e　Behçet 病に合併する.

思考のプロセス

　1つずつみていきましょう. a は違いますね. 精管の通過障害をきたし,不妊の原因になります. b を切るのは難しかったかもしれませんね. 精巣炎の原因として, 精巣上体炎からの続発もありますが, 本文でも述べたようにそれは稀です. 精巣は白膜に覆われているため, 外部からの炎症が内部に波及しにくい構造となっています. 逆にいうと, 炎症を逃がしにくい構造ともいえるため, 精巣炎では壊死に至りやすいともいえます. c も違います. 精巣上体炎は尿道からの逆行性感染で成立するのでした. 若年男性で大腸菌が逆行してくるとは考えづらいですね. 実際に, 若年者ではクラミジア, 高齢者では大腸菌が多いことが知られています. d も違いますね. 精巣を挙上すると疼痛が増悪することを Prehn 徴候といい, 精巣上体炎では陰性（軽減）となります. よって, 残った e が正解. 余裕があれば, 血管炎（特に Behçet 病）も精巣上体炎の原因となることをおさえておいてください.

24歳の男性．有痛性陰嚢腫大を主訴に来院した．2時間前より陰部の痛みを自覚し，その後発熱および悪心・嘔吐を伴ったため受診した．外傷歴・既往歴は特にない．意識は清明．身長175 cm，体重68 kg．体温38.2℃．脈拍104/分，整．血圧138/72 mmHg．呼吸数18/分（room air）．陰嚢は発赤・腫脹を認め，圧痛を認める．

次に行うべきこととして，最も適切なのはどれか．

a　ペンライトで透光性の有無をチェックする．
b　詳細な病歴を取る．
c　陰部を冷やす．
d　超音波検査の準備をする．
e　入院させ，しばらく様子をみる．

思考のプロセス

　有痛性陰嚢腫大から，精巣上体炎/精巣炎と精巣捻転の2つを考えます．発熱を伴い，陰嚢の発赤，腫脹，圧痛があることからは前者がより考えやすいです．とはいえ，この2つの治療方針は全く異なりますから，その鑑別は極めて重要です．この鑑別にはカラードプラ（超音波）が有用でしたね．よって，dが正解．

　他の選択肢もみてみましょう．aは後述しますが，無痛性陰嚢腫大の鑑別に有用です．有痛性陰嚢腫大の鑑別には役立ちません．bは一見飛びつきたくなる選択肢ですね．ですが，精巣捻転であった場合は時間との勝負です．すでに必要な鑑別疾患は挙げることができていますから，そこから先へと進むような具体的なアクションをとるべきです．cは行って悪いことはないものの，対症療法の域を出ません．eは禁忌．現時点で必要なのは，診断です．

　ちなみにですが，国試では「様子をみる」は正解になりません．「経過観察する」となって初めて，正解に値する選択肢となることを認識しておいてください．

38歳の男性．発熱と陰嚢痛とを主訴に来院した．5日前から39℃台の発熱，悪寒，頭痛および耳前部の痛みを自覚していた．2日前から発熱と痛みは軽快していた．本日朝から左陰嚢の腫大と疼痛，下腹部痛および悪心を自覚している．2週間前に6歳の息子が流行性耳下腺炎と診断されていた．流行性耳下腺炎のワクチン接種歴はない．その他の既往歴に特記すべきことはない．身長 172 cm，体重 68 kg．体温 36.8℃．脈拍 76/分，整．血圧 134/80 mmHg．呼吸数 16/分．頸部リンパ節は触知しないが両側顎下部に軽度の圧痛を認める．左陰嚢に軽度発赤を認める．左精巣は腫大し強い自発痛を認める．
診断として考えられるのはどれか．

a　精巣腫瘍
b　急性精巣炎
c　精巣捻転症
d　壊死性筋膜炎
e　急性精巣上体炎

思考のプロセス

　有痛性陰嚢腫大から，精巣上体炎/精巣炎と精巣捻転の2つを考えます．発熱を伴い，陰嚢の発赤・腫大があることからは前者がより考えやすいです．病歴からキーワードを抜き出すと，息子が流行性耳下腺炎に罹患しており，本人も耳下腺炎を疑う前駆症状がみられていますね．その直後に今回のエピソードを発症していますから，流行性耳下腺炎→精巣炎の合併を想像するのは難しくないかと思います．よって，bが正解．

　誤解しないでほしいのは，cやeを完全に切れるわけではないということです．最終的な診断には，前問同様，カラードプラ（超音波）が必要不可欠なことに変わりありません．

若年男性の悪性腫瘍 No.1
精巣（腫瘍）

　日本人では精巣腫瘍は少ないといわれていますが，**若年男性の中で
は最も多い悪性腫瘍です**．リスクとなる疾患や精巣腫瘍の mimic とな
る疾患も合わせて学んでおきましょう．

◆精巣腫瘍の種類

　精巣腫瘍の多くは**胚細胞腫瘍**です．胚細胞腫瘍はいくつかの種類に分かれ，
セミノーマ（精上皮腫），卵黄嚢腫瘍，胎児性癌，絨毛性腫瘍などに分かれま
す．ですが，すべてを細かく覚える必要はありません．胚細胞腫瘍はセミ
ノーマとそれ以外（非セミノーマ）の 2 つに大別してしまいましょう．

　非セミノーマでは，**AFP**，**hCG** といった腫瘍マーカーが上昇します．一
方でセミノーマではすべて上昇しないのが特徴です．なぜ，セミノーマだけ
をこのように特別扱いするかというと，**セミノーマが最も多い＆予後が良い**
（放射線感受性も良い）ためです．

Amasawa's Advice

 セミノーマ　→　腫瘍マーカー（AFP・hCG など）**は上昇しない！**

　なお，**生検は禁忌**です．実際の臨床では非セミノーマであれば必ず腫瘍
マーカーが上昇するというわけではないので，「手術をしてみなければ，セ
ミノーマ or 非セミノーマの本当のところは分からない」というのが実情で
す．

◆精巣腫瘍の臨床像

精巣腫瘍は，**片側性の無痛性陰嚢腫大**が主訴となりやすいです．小さいものは触知できませんが，ある程度大きくなると触知できるようになります（**図 8-1**）．超音波検査で腫瘤の有無を確認し，必要に応じて CT や MRI で精査を行います．

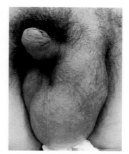

図 8-1 片側性の陰嚢腫大（112A56）

精巣腫瘍は**肺やリンパ節**（特に後腹膜）**に転移しやすい**ことが知られています（**図 8-2, 3**）．残念ながら，転移している状態で見つかることも少なくありません．というのも，**若年男性に好発**するため，羞恥心のために受診が遅れがちになりやすいためです．

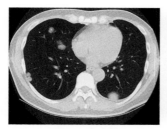

図 8-2 肺転移（112A56）

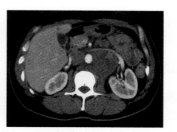

図 8-3 後腹膜リンパ節転移（112A56）

治療は転移の有無に関わらず，**高位精巣摘除術**を行います．手術後，**化学療法や放射線療法**を加えることもあります．

◆停留精巣

　精巣は元々腹腔内に発生し，出生に伴って下降して，陰囊内におさまります．これが不完全になって，陰囊内に精巣がみられない状態が停留精巣です．3〜5％程度でみられ，特に**低出生体重児**に好発します．

　　陰囊内に精巣を触知しない　→　停留精巣を考えよう！

　停留精巣は**精巣腫瘍や精巣捻転のリスク**になることが知られています．また，精巣は暑さに弱いため，腹腔内〜鼠径管内にあると精子の形成能が低下してしまいます．つまり，**不妊**につながります．

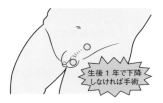

生後1年で下降しなければ手術

　上記3つの合併症が懸念されるため，見つけたら**精巣固定術**を行います．ただし，1歳くらいまでは自然降下が期待できるため，1歳を過ぎてから手術を検討するというのがポイントです．

◆陰囊水腫

　精巣腫瘍と同様に，**無痛性陰囊腫大**が主訴となります．しかし，こちらは鞘膜内に漿液が貯留しただけ．つまり，ただの水溜まりであり，ペンライトで光を当ててみると光が透見するのが特徴です（**図8-4**）．

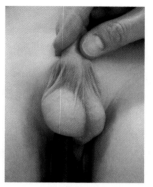

図 8-4　透光性あり（107I61）

Amasawa's Advice

💡　無痛性陰嚢腫大　→　透光性の有無をまずチェック！

　基本的には問題ありませんが，症状がある場合や整容的な問題がある場合は手術することもあります．

　ちなみにですが，この鞘膜のスペースと腹腔内に交通があり，腹腔内の内容物がそのスペースに脱出してしまった状態が鼠径ヘルニアです．以下，無痛性陰嚢腫大の鑑別をまとめておきます．

| 重要 | **無痛性陰嚢腫大といえば** |

　① 精巣腫瘍
　② 陰嚢水腫
　③ 鼠径ヘルニア

〜精液瘤〜

国試ではあまり出題はありませんが，精液瘤（精液嚢腫）も臨床ではよく出くわします．これは**精巣上体**に**精液が貯留**しただけのもの．こちらも基本的には問題ありません．

陰嚢水腫も精液瘤も，ただの貯留物ですが，"しこりを触知する"ために患者さんは「癌ではないか？」と不安になって来院します．触診での感触や透光性の有無でも，ある程度の判別は可能ですが，最終的には**超音波検査で精巣の外に液溜まりがあることを確認**して診断をします．

精巣（腫瘍）

精巣腫瘍

好発	若年男性（特に白人）
リスク	停留精巣
症状	片側性の無痛性陰嚢腫大
検査	血液検査（AFP，hCG といった腫瘍マーカーなど） 画像検査（超音波検査，CT/MRI）
病理	胚細胞腫瘍（多くはセミノーマ）
転移	肺転移，リンパ節転移（特に後腹膜）
治療	高位精巣摘除術，化学放射線療法
備考	セミノーマでは腫瘍マーカーは上昇しない 生検は禁忌 高齢者では悪性リンパ腫が多い

停留精巣

好発	低出生体重児
合併症	精巣腫瘍，精巣捻転，不妊
身体所見	陰嚢内に精巣を触知しない
治療	1 歳を超えてから精巣固定術を行う
備考	片側性のことが多い（約 80%） 精巣腫瘍の発生リスクは 10 倍以上になる

陰嚢水腫

症状	無痛性陰嚢腫大
身体所見	ペンライトで透光性あり
検査	超音波検査で鞘膜内に液体貯留を認める
治療	経過観察，外科的手術

解いてみた
精巣（腫瘍）

102I9

精巣腫瘍で最も頻度が高いのはどれか.

a 扁平上皮癌

b セミノーマ

c 胎児性癌

d 絨毛癌

e 奇形腫

思考のプロセス

　精巣腫瘍の多くは胚細胞腫瘍であり，その中でもセミノーマ（精上皮腫）が最も多いのでした．よって，b が正解.

32歳の男性. 右陰嚢の腫脹を主訴に来院した. 3か月前から痛みを伴わずに右陰嚢が徐々に大きくなってきた. 左陰嚢, 陰茎および前立腺には異常を認めない. 右陰嚢は鶏卵大で一塊として触知する. 圧痛, 透光性はない. AFP 160 ng/mL（基準 20 以下）. 超音波検査で右精巣の腫大を認める.

対応として適切なのはどれか.

a　精巣生検
b　抗菌薬投与
c　高位精巣摘除術
d　精巣捻転整復術
e　精巣水瘤切除術

思考のプロセス

　片側性の無痛性陰嚢腫大ですから, ①精巣腫瘍, ②陰嚢水腫, ③鼠径ヘルニアの 3 つを念頭におきます. 透光性はなく, 腫瘍マーカーの 1 つである AFP が上昇していることから, 精巣腫瘍（非セミノーマ）が考えやすいですね. 超音波検査でも精巣の腫大がみられていることから, これに合致します. よって, c が正解.

31歳の男性．右陰囊腫大を主訴に来院した．1年前から右陰囊腫大に気付いていたが，疼痛を自覚しないため様子をみていた．1か月前から陰囊腫大が増悪してきたため受診した．身長172 cm，体重60 kg．腹部は平坦，軟で，肝・脾を触知しない．外陰部では右精巣が小児頭大に腫大しているが圧痛を認めない．血液生化学所見：LD 658 U/L（基準176〜353），hCG 12 mIU/mL，α-フェトプロテイン〈AFP〉64 ng/mL（基準20以下）．胸部CTと頭部MRIとに異常を認めない．腹部造影CTを示す．

この患者について正しいのはどれか．**2つ選べ**．

a　右陰囊に透光性を認める．
b　所属リンパ節転移を認める．
c　5年生存率は50%と予想される．
d　精巣の針生検で組織診断を決定する．
e　予測される組織型は非セミノーマである．

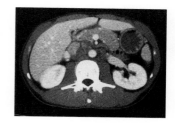

思考のプロセス

　片側性の無痛性陰囊腫大ですから，①精巣腫瘍，②陰囊水腫，③鼠径ヘルニアの3つを考えます．腫瘍マーカーの1つであるAFPが上昇していることから，前問同様，精巣腫瘍（非セミノーマ）が考えやすいですね．

　これを踏まえた上で，選択肢を1つずつみていきましょう．aは違いますね．透光性があるのは陰囊水腫です．bはいいですね．CTでは大動脈周囲の後腹膜リンパ節腫大を認めており，転移を考えます．cを切るのは難しかったと思いますが，転移があっても5年生存率は70〜99%といわれています．dの生検は禁忌！　eは前述の通り，AFP上昇から，非セミノーマが疑われますね．よって，b，eが正解．

25歳の男性. 陰嚢腫大を主訴に来院した. 6か月前から陰嚢内に硬結を自覚していたが痛みがないため医療機関を受診していなかった. 1か月前から陰嚢内の硬結が腫大してきたため受診した. 右精巣は鶏卵大に腫大し圧痛は認めない. 陰嚢部超音波検査で右精巣は内部不均一である. 胸腹部造影 CT で明らかな異常所見を認めない. 血液生化学所見: LD 224 U/L（基準 176～353）, hCG 0.3 mIU/mL（基準 0.7 以下）, α-フェトプロテイン〈AFP〉8 ng/mL（基準 20 以下）. 右精巣腫瘍と診断し右高位精巣摘除術を施行した. 摘出した精巣の病理標本と H-E 染色標本とを示す. 今後の治療方針として無治療経過観察を選択した.

経過観察中に転移再発が生じやすい部位はどれか.

a 骨盤リンパ節と脳
b 後腹膜リンパ節と脳
c 後腹膜リンパ節と肺
d 鼠径部リンパ節と肺
e 鼠径部リンパ節と骨

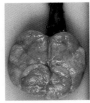
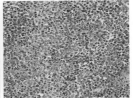

思考のプロセス

　片側性の無痛性陰嚢腫大ですから, ①精巣腫瘍, ②陰嚢水腫, ③鼠径ヘルニアの 3 つを考えます. 腫瘍マーカーは陰性ですが, 超音波検査で右精巣に異常を認めることから, 精巣腫瘍（セミノーマ）を考えます. 病理は難しいと思いますが, 大型の腫瘍細胞と小型のリンパ球が混在している two cell pattern であり, セミノーマに合致する所見です. 精巣腫瘍は肺転移や後腹膜リンパ節転移の多いことが知られているので, c が正解.

　病理は見慣れていないとかなり難しいと思うので, 参考程度でよいです. 強いていうならば,「精巣を取って, わざわざそれを問題に出しているのだから, きっと悪性腫瘍なのだろう（良性病変なのに精巣取ったの？　といわれたくない）」という意図を汲みとれれば OK です.

25歳の男性．咳嗽を主訴に来院した．数か月前から腰背部痛を自覚し，2週前から咳嗽が持続したため受診した．既往歴に特記すべきことはない．身長176 cm，体重 68 kg．体温 36.5℃．脈拍 68/分，整．血圧 110/72 mmHg．尿所見に異常を認めない．血液所見：赤血球 456 万，Hb 15.1 g/dL，白血球 8,300，血小板 26 万．血液生化学所見：総蛋白 6.8 g/dL，アルブミン 3.9 g/dL，クレアチニン 0.9 mg/dL，AST 40 U/L，ALT 38 U/L，LD 410 U/L（基準 120〜245），hCG 40 mIU/mL（基準 0.7 以下），α-フェトプロテイン〈AFP〉200 ng/mL（基準 20 以下），CEA 3.8 ng/mL（基準 5 以下），CA19-9 10 U/mL（基準 37 以下）．胸腹部単純 CT で両肺に各々 4〜5 個の肺腫瘤と，最大径 8 cm の後腹膜リンパ節腫大を認めた．

原発巣の可能性が高い臓器はどれか．

a 甲状腺

b 肝臓

c 脾臓

d 大腸

e 精巣

思考のプロセス

　咳嗽と腰背部痛を訴えていますね．一見，これまでとは全く関係ないように思いますが，hCG や AFP といった腫瘍マーカーが上昇しており，CT では複数の肺腫瘤と後腹膜リンパ節腫大を認めているということです．

　ここまで問題を解いてきた皆さんにとっては，e が正解だと即答できたと思います．ですが，実際の患者さんを目の前にしたとき，こういったケースはなかなか診断にたどり着くことが難しいことも少なくありません．

　著者から 1 つアドバイスしたいのは，若年男性の後腹膜リンパ節腫大をみたら精巣腫瘍を疑え！　ということ．知っているだけで，迅速な診断につながる機会があるでしょう．

1歳の男児. 健康診査で陰嚢内に両側の精巣を触知しないことを指摘された
ため来院した. 両側の精巣は鼠径部に触知し, 大きさは正常である.
両親に対する説明で正しいのはどれか.

a 染色体検査が必要である.
b 1歳児の半数では精巣は鼠径部に存在する.
c 放置すると精巣腫瘍が発生する確率が高くなる.
d 小学生になるまでに精巣は自然に陰嚢内に下降する.
e 陰嚢内に精巣を固定する手術をすれば将来不妊症にならない.

思考のプロセス

　陰嚢内に精巣を触知しないことから, 停留精巣が考えられます. 実際, 鼠
径部に触知していますね. それを踏まえた上で1つずつ選択肢をみていき
ましょう.

　a は違いますね. 停留精巣は染色体異常によって起こるものではありませ
ん. b は常識的に考えてありませんね. 本文でも述べましたが, 停留精巣の
有病率は3～5%程度です. c はいいですね. 停留精巣は精巣腫瘍のリスク
となります. d は違いますね. 1歳くらいまでは自然降下を期待できますが,
それ以降は難しいため, 手術を検討するのでした. e も違いますね. 不妊に
つながります. よって, c が正解.

　なお, 実際の臨床では腹腔内～鼠径管内の精巣を触知することはなかなか
難しいことも多いので, 超音波検査やMRI（CTは被曝するので基本的に行わない）
で術前に同定しておくのが望ましいです.

停留精巣で正しいのはどれか. **2つ選べ.**

a 悪性化の傾向がある.

b 低出生体重児に多い.

c 緊急手術の適応がある.

d 造精機能は温存される.

e 片側例は経過観察する.

思考のプロセス

1つずつみていきましょう. a はいいですね. 停留精巣の合併症といえば, 精巣腫瘍（多くは悪性）, 精巣捻転, 不妊の3つはスラスラ言えるようになっておいてください. b もいいですね. よって, a, b が正解.

一応, 残った選択肢もみておきましょうか. c は違いますね. 緊急手術は必要ありません. d も違いますね. 不妊の原因となるのでした. e も違いますね. 1歳以降は自然降下が期待しにくくなるので, 手術を検討します.

8

精巣（腫瘍）

109E49

3か月の男児. 陰嚢の大きさに左右差があることに気付いた母親に連れられて来院した. 母親の妊娠中には異常はなかった. 在胎38週2日, 2,600gで出生. 1か月健康診査では異常を指摘されていない. 母乳栄養で嘔吐はない. 1週前にオムツの交換の際に右陰嚢が大きいことに気付かれた. 意識は清明. 体重5,300g. 体温36.5℃. 脈拍124/分, 整. SpO$_2$ 97% (room air). 心音と呼吸音とに異常を認めない. 腹部は平坦, 軟で, 肝・脾を触知しない. 陰茎は包皮に覆われているが尿道口は確認できる. 陰嚢は皮膚色に左右差はないが, 右側は左側の約2倍の大きさで軟である. 肛門に異常を認めない.

診断に有用な診察器具はどれか.

a ルーペ

b 聴診器

c 打腱器

d 舌圧子

e ペンライト

<hr>

思考のプロセス

　陰嚢腫大が主訴ですね. 乳児の場合, 痛みを訴えることができないため, 有痛性 or 無痛性のいずれの可能性も念頭においておく必要があります. 嘔吐なし, 皮膚色に左右差なし, 軟であることを合わせると, 無痛性陰嚢腫大の方が考えやすいです.

　片側性の無痛性陰嚢腫大とくれば, ①精巣腫瘍, ②陰嚢水腫, ③鼠径ヘルニアの3つを考えるのでしたね. この中ですぐに判別できるのは, ②陰嚢水腫です. 具体的には, ペンライトで陰嚢に光を当て, 透光性の有無を確認すればよいのでした. よって, e が正解.

9

菌の違いが問われやすい
尿道炎

国試の傾向と対策

　性感染症の代表格です．昨今では**菌の耐性化**が問題となっているため，適切な抗菌薬使用が望まれるところです．

◆尿道炎の臨床像

　性感染症であるため，**若年者**に好発します．**排尿時痛**に加え，**尿道分泌物**がみられるのが特徴です．尿検査では膿尿（WBC↑）がみられます．

Amasawa's Advice

 若年者の排尿時痛＋尿道分泌物　→　尿道炎を考えよう！

　また，男性の方が女性よりも症状が出やすいのもポイントです．女性の場合，多くは無症状であり，そのまま放置すると **PID**（**骨盤内炎症性症候群**）や**不妊**を合併するため，早期発見が重要です．

◆尿道炎の起因菌①

　そんな尿道炎の起因菌といえば，**淋菌**です．潜伏期間は **2〜7日**であり，性行為後に比較的すぐ発症するのが特徴です．排尿時痛は"灼熱感"と表現されるくらい激烈……らしいです．恐ろしや（^^;）．抗菌薬は**セフェム系**を用います．

◆尿道炎の起因菌②

　もう１つの起因菌といえば，**クラミジア**です．潜伏期間は**1〜3週**であり，性行為後しばらくしてから発症します．また，排尿時痛は"かゆみ"くらいのこともしばしば．そのため，病歴がいまひとつハッキリしなかったり，気づかないうちに自分が感染媒体となってしまったりすることも少なくありません．実際，クラミジアの方が淋菌よりも有病率が高いです．抗菌薬は**マクロライド系**を用います．

◆ 2 つの菌を分けよう！

　潜伏期間や症状の強さによって，大まかに起因菌の推定はできるものの，最終的には**尿のグラム染色**が重要となってきます．淋菌はグラム陰性球菌，クラミジアは細胞内寄生菌です．言い換えると，グラム染色で菌を認めなければクラミジアを考えるということになります．

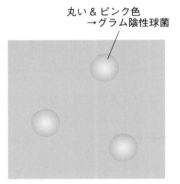

丸い＆ピンク色
→グラム陰性球菌

	淋菌	クラミジア
潜伏期間	2〜7 日	1〜3 週
排尿時痛	強	弱
分泌物	膿性	漿液性
グラム染色	＋	－
抗菌薬	セフェム系	マクロライド系

　ただ，これは教科書的なお話であって，実際の臨床では 20〜30％ほどで混合感染しています．つまり，グラム染色で淋菌がみられたからといって，クラミジアを否定することにはならないということ．確定診断には，淋菌では尿培養，クラミジアでは PCR 検査が必要になります．

もう 1 つ重要な点があります．それは，**パートナーの治療も同時に行う**ということ．前述したように，症状がなくても感染している可能性があります．そんな中で片一方だけを治療しても，またすぐに再発してしまいますし，いずれは菌が耐性を獲得してしまいます．なかなかデリケートな問題ではありますが，患者さんに理解してもらうことがとても重要なのです．

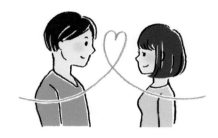

尿道炎

尿道炎

原因	性行為
起因菌	淋菌，クラミジア
潜伏期	（淋菌）2〜7日，（クラミジア）1〜3週
症状	排尿時痛，尿道分泌物（膿性/漿液性）
合併症	（女性）PID，不妊　（男性）精巣上体炎，前立腺炎
検査	尿検査で膿尿（WBC↑） グラム染色，尿培養，PCR法
治療	（淋菌）セフェム系　（クラミジア）マクロライド系 ※パートナーの治療も重要である
備考	クラミジアは一般的に症状が軽い

解 い て み た
尿道炎

105A55

25 歳の男性．排尿痛と膿性尿道分泌物とを主訴に来院した．1 週前に性行為感染の機会があった．3 日前から症状に気付き受診した．直腸指診で前立腺の腫大と圧痛とを認めない．尿所見：蛋白 1＋，糖（－），潜血 1＋，沈渣に白血球多数/1 視野，赤血球 20〜30/1 視野．

診断のために行う検査はどれか．**2 つ選べ．**

a 尿培養
b 尿細胞診
c 尿道鏡検査
d 経直腸超音波検査
e 尿道分泌物 Gram 染色

思考のプロセス

　若年者の排尿時痛＋尿道分泌物から，尿道炎を考えます．尿沈渣で白血球多数（膿尿）があることも合致しますね．なお，前立腺炎の可能性についても考慮されているようですが，直腸診で異常のないことから否定的です．

　分泌物が膿性であることや潜伏期間を考えると，起因菌として淋菌が考えやすいですね．あとは，実際にそれを確かめる必要があります．よって，a，e が正解．

　なお，培養は結果が出るまで時間がかかります．そのため，実際の臨床ではグラム染色の結果をもって抗菌薬の選択を行います．

23 歳の男性．尿道分泌物を主訴に来院した．2 週前に異性との性交渉があっ
た．数日前から漿液性の尿道分泌物，ごく軽度の排尿痛および尿道不快感が
あった．尿所見：蛋白（±），糖（－），沈渣に赤血球（－），白血球 10～
30/1 視野．尿道分泌物の Gram 染色で細菌を認めない．

抗菌薬として適切なのはどれか．

a　アミノグリコシド系
b　カルバペネム系
c　セフェム系
d　ペニシリン系
e　マクロライド系

思考のプロセス

　若年者の排尿時痛＋尿道分泌物から，尿道炎を考えます．尿沈渣で白血球
多数（膿尿）があることも合致しますね．症状が比較的軽い，尿道分泌物が
漿液性，潜伏期間から考えると，起因菌はクラミジアが考えやすいです．実
際，グラム染色で細菌を認めていませんね．よって，e が正解．

28歳の男性．性交渉後，排尿痛と尿道からの黄色膿汁の排泄が出現したため近医を受診し，淋菌性尿道炎と診断された．アンピシリンを7日間投与され，症状は軽減したが，尿道に違和感があり粘液性の分泌物の排泄が続くため来院した．陰茎，陰嚢内容，両側鼠径部および前立腺に異常を認めない．
尿所見：蛋白（－），糖（－），沈渣に白血球3～4/1視野．分泌物のGram染色で白血球2～3/1視野，細菌（－）．
淋菌の他に感染していたと考えられる病原微生物はどれか．

a   *Treponema pallidum*
b   *Haemophilus ducreyi*
c   *Wuchereria bancrofti*
d   *Chlamydia trachomatis*
e   *Calymmatobacterium granulomatis*

9
尿道炎

思考のプロセス

　若年者の排尿時痛＋尿道分泌物から，尿道炎を考えます．淋菌と診断され，アンピシリン（ペニシリン系）を内服したところ，症状は軽減したとのことです．実際にグラム染色では細菌を認めなくなっています．一方で，尿沈渣やグラム染色で白血球が残存しています．これは一体……？

　……皆さん，もうお気づきですよね．クラミジアとの混合感染です．よって，dが正解．他の選択肢はみるまでもありません．

性器クラミジア感染症の男性における合併症はどれか. **2つ選べ.**

a 骨盤腹膜炎

b 間質性膀胱炎

c 精巣上体炎

d 前立腺炎

e 亀頭包皮炎

思考のプロセス

　これまでの復習になりますが, クラミジア (*Chlamydia trachomatis*) が原因となるものとして, 尿道炎, 精巣上体炎, 前立腺炎を扱ってきましたね. よって, c, d が正解. 他の選択肢はみるまでもありません.

縦に学んで，横に整理する
炎症・腫瘍まとめ

◆泌尿器科疾患（炎症）まとめてみた

	腎盂腎炎	膀胱炎	前立腺炎	精巣上体炎	尿道炎
好発	若年女性	若年女性	男性	若年男性	若年者
起因菌	大腸菌	大腸菌	大腸菌 クラミジア	大腸菌 クラミジア	淋菌 クラミジア
症状・身体所見	発熱 腰背部痛 CVA 叩打痛	頻尿 残尿感 排尿時痛	発熱 頻尿 排尿時痛	発熱 有痛性陰嚢 腫大	排尿時痛 尿道分泌物
ポイント	若年女性以外は基礎疾患を考慮	発熱なし	前立腺腫大・圧痛	カラードプラ法	グラム染色

　腎盂や膀胱は 1 つの連続する管腔構造と見なすこともでき，現場では併せて **尿路感染症**（**UTI**）と呼ぶことが多いです．背景に基礎疾患のないものを単純性尿路感染症，基礎疾患（前立腺肥大症，尿路結石，神経因性膀胱など）のあるものを複雑性尿路感染症といったりもします．

　いずれも尿検査で，**膿尿**（**WBC↑**）や**細菌尿**がみられるのが手がかりとなります．また，起因菌を確かめるためには，**グラム染色**や**尿培養**が有用です．

◆泌尿器科疾患（腫瘍）まとめてみた

「血尿」は様々な疾患で生じますが，泌尿器科腫瘍の可能性を常に念頭においておく必要があります．特に**中高年**で要注意．なお，尿中に 0.1％以上の血液が混ざると「肉眼的血尿」として認識されます．

	腎細胞癌	膀胱癌	前立腺癌	精巣腫瘍
好発	中高年	中高年	中高年男性	若年男性
リスク	タバコ，長期透析 遺伝性疾患	タバコ，アミン	加齢	停留精巣
症状	血尿	血尿	無症状が多い	無痛性陰嚢腫大
検査	画像検査 （特に造影 CT）	尿細胞診 画像検査 膀胱鏡	PSA 画像検査（特に MRI，骨シンチ）	腫瘍マーカー （AFP, hCG など） 画像検査
組織	淡明細胞癌 （腺癌）	移行上皮癌	腺癌	セミノーマ
治療	手術 分子標的薬 免疫療法	TUR-BT 膀胱全摘除術 （+尿路変向術） 化学放射線療法	経過観察 ／ 前立腺全摘除術 密封小線源療法 ／ 内分泌療法 外科的去勢術	高位精巣摘除術 化学放射線療法
特徴	肺転移しやすい 生検は控える	再発しやすい BCG 膀胱内注入も有効である	骨転移（造骨性）しやすい 化学療法は△	生検は禁忌 肺転移・後腹膜リンパ節転移しやすい

泌尿器科腫瘍の検索に有用なものとして**画像検査**（超音波検査，CT/MRI）や**膀胱鏡**に加えて，**尿細胞診**があります．これは尿路上皮癌（移行上皮癌）の検出に役立つもので，膀胱癌以外に尿管癌や腎盂癌を検出できます．

重要	**泌尿器科腫瘍の検索まとめ**

① **画像検査**（超音波検査，CT/MRI）
② **膀胱鏡**
③ **尿細胞診**

ただし，尿細胞診は炎症（良性）でも陽性になってしまうことがあります．なかなか白黒つけられないグレーなケースも少なくないので，class Ⅰ～Ⅴの5段階に分けて判定を行います．Ⅰは良性，Ⅴは悪性，真ん中のⅢはどちらともいえず……と覚えておいてください．

◆稀な泌尿器科腫瘍

先程まとめた泌尿器科腫瘍はいずれも代表格でしたが，最近の国試では稀な腫瘍も出題があるので，軽く触れておきます．

★腎盂癌・尿管癌

腎盂・尿管からの発生で，いずれも**移行上皮**から発生する癌です．同じ移行上皮癌である膀胱癌に併発することも少なくないです（skip lesion）．**尿細胞診**でスクリーニングできますが，class Ⅴ（悪性）が出たときに膀胱，尿管，腎盂のどこ由来かまでは分かりません．そのため，全部をひっくるめて尿路上皮癌といういい方をします．

Amasawa's Advice

尿細胞診で class Ⅴ → 尿路上皮癌を考えよう！

右側余白：**10** 炎症・腫瘍まとめ

膀胱鏡で膀胱癌が否定されれば，由来を特定するために**尿管鏡**を行います．しかし，これは侵襲性も伴います．そのため，最近では **CT urography** といって，造影剤が腎臓から膀胱へと排泄されるタイミングで撮影を行うことで，腎盂，尿管，膀胱の中を造影するという方法も用いられています（**図10-1**）．治療は**腎尿管全摘出術**になります．

腎盂癌

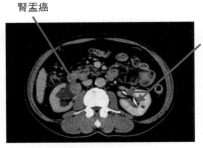

排泄された造影剤

図 10-1　腎盂癌（114A55）

★陰茎癌

　陰茎からの発生で，**扁平上皮癌**が多いです．包茎や HPV 感染がリスクとなり，腫瘍マーカーは SCC が上昇します．**カリフラワー状の形態を呈する**ことが多く，**鼠径リンパ節に転移しやすい**のが特徴です（**図10-2**）．手術に加えて，化学療法や放射線療法を適宜加えて治療を行っていきます．

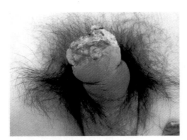

図 10-2　陰茎癌（111D29）

★尿道カルンクル

　中高年女性の外尿道口に生じる**良性腫瘍**で，大豆くらいの大きさになることが多いです．視診で赤色の柔らかい腫瘤としてみられ，知っていれば診断に困ることはほぼありません．

102D56 改変

58歳の女性．排尿時痛を主訴に来院した．2日前から頻尿，残尿感および排尿時痛を認めた．発熱はなかった．普段は腹圧を用いて排尿をしていたが，明らかな残尿感は自覚していなかった．10年前から糖尿病を指摘されていたが未治療であった．体温 36.5℃．腹部は平坦，軟で，下腹部の圧痛はない．尿所見:蛋白 1＋，糖 2＋，沈渣に赤血球 5〜10/1 視野，白血球 5〜10/1 視野．血液所見：空腹時血糖 186 mg/dL，HbA1c（NGSP）9.4％（基準 4.6〜6.2）．次に行う検査はどれか．

a 膀胱鏡
b 尿培養
c 骨盤部造影 CT
d 静脈性尿路造影
e 排尿時膀胱造影

思考のプロセス

　女性の頻尿，残尿感，排尿時痛ということですから，膀胱炎をまずは考えます．発熱がない点も合致しますね．よって，b が正解．

　1点補足しておきます．今回，尿沈渣では白血球だけでなく，赤血球も認められていますね．実際，尿路感染症では炎症によって上皮が傷つき，顕微鏡的血尿を伴うことがあります．ただし，肉眼的血尿をきたすことは滅多にありませんので，肉眼的血尿がみられたら別の可能性を考慮すべきです．

101F50

移行上皮に発生するのはどれか. **2つ選べ.**

a 腎盂腫瘍

b 膀胱腫瘍

c 前立腺腫瘍

d 精巣腫瘍

e 陰茎腫瘍

<hr>

思考のプロセス

そもそも移行上皮は，腎盂，尿管，膀胱に該当します．よって，a，b が正解．他の選択肢はみるまでもありません．

65 歳の男性．人間ドックで顕微鏡的血尿を指摘され来院した．既往歴に特記すべきことはない．喫煙は 20 本/日を 40 年間．飲酒は日本酒を 1 合/日程度．
尿所見：蛋白（−），潜血 1＋，沈渣に赤血球 10〜20/1 視野．
次に行うべき検査はどれか．**2 つ選べ**．

a　腎シンチグラフィ
b　尿細胞診検査
c　尿道膀胱造影検査
d　腹部超音波検査
e　レノグラム

<hr>

思考のプロセス

　高齢男性の血尿です．喫煙歴もガッツリあることから，泌尿器科腫瘍を考慮すべき状況ですね．その検索方法としては，①画像検査，②膀胱鏡，③尿細胞診の 3 つを行っていくのがセオリーとなります．よって，b，d が正解．他の選択肢はみるまでもありません．

72歳の男性．血尿を主訴に来院した．1か月前から間欠的に血尿を自覚していたが，3日前から右側腹部の違和感も出現したため受診した．尿所見：蛋白1＋，糖（−），潜血3＋，沈渣に赤血球多数/1視野，白血球2〜5/1視野．尿細胞診はクラスⅤ．血液所見と血液生化学所見とに異常を認めない．胸部エックス線写真で異常を認めない．腹部造影CTの水平断像と冠状断像とを次に示す．全身検索でリンパ節転移と遠隔転移とを認めない．膀胱鏡検査で異常を認めない．尿管鏡による生検で高異型度尿路上皮癌の細胞を認める．

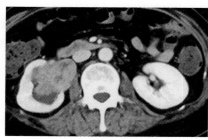 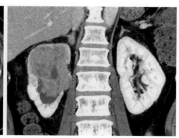

治療法として適切なのはどれか．
a 腎摘出術
b 腎瘻造設術
c 腎尿管全摘術
d 尿管ステント留置
e 腎尿管膀胱全摘術

思考のプロセス

　中年男性の血尿です．尿細胞診が class Ⅴ であることから，尿路上皮癌を考えます．頻度からは膀胱癌がまず考えられますが，膀胱鏡で異常がないことから，これは否定されます．次に考えられるのは，稀な尿路上皮癌である腎盂癌や尿管癌の可能性です．実際，尿管鏡による生検で尿路上皮癌が検出されていますね．その上で画像をみてみると，右腎盂を主体に不整な腫瘤を認めており，腎盂癌が最も考えられます．よって，c が正解．

よく勉強している人は，腎実質にも浸潤していることを画像から読み取っ
たことでしょう．このケースでよく質問されるのは，「腎細胞癌が腎盂に浸
潤したとは考えられないんですか？」ということ．たしかに，画像からはそ
う解釈することもできますね．ここで注目してほしいのは，生検から尿路上
皮癌が検出されているという点です．もしも，腎細胞癌が腎盂に浸潤したの
であれば……そう，腺癌が検出されるはずですよね．実際の臨床でも，その
違いが重視されていますし，その鑑別はとても重要です（術式が変わるため）．

　なお，同じような観点で尿管癌と腎盂癌を迷った人もいるかもしれません．
つまり，「尿管癌が腎盂に進展したんじゃないか？」ということ．こちらは
……実際にその可能性もあります．ですが，その違いは大した問題ではあり
ません．なぜなら，腎細胞癌か否かと違い，治療方針に大きく影響を及ぼさ
ないからです．

67歳の男性．陰茎の腫瘤を主訴に来院した．1年前から陰茎の腫瘤を自覚し，9か月前から右鼠径の腫脹があり，その後疼痛も出てきた．下着に膿が付着し悪臭も伴うようになったため受診した．既往歴に特記すべきことはない．独身．喫煙は10本/日を40年間．飲酒は機会飲酒．身長170 cm，体重59 kg．体温36.5℃．脈拍76/分，整．腹部は平坦，軟で，肝・脾を触知しない．亀頭部に腫瘤および右鼠径部に3 cmの硬い腫瘤を認める．血液所見：赤血球463万，Hb 13.4 g/dL，Ht 40%，白血球19,700，血小板59万．血液生化学所見：総蛋白8.1 g/dL，アルブミン3.7 g/dL，AST 15 U/L，ALT 11 U/L，尿素窒素14 mg/dL，クレアチニン0.7 mg/dL，SCC 19.9 ng/mL（基準1.5以下）．CRP 2.3 mg/dL．患部の写真および骨盤MRIのT2強調像を次に示す．

10
炎症・腫瘍まとめ

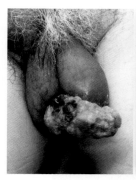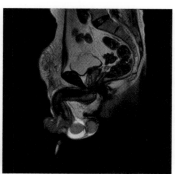

最も考えられる疾患はどれか．

a　梅毒

b　陰茎癌

c　尿道癌

d　乳房外Paget病

e　尖圭コンジローマ

思考のプロセス

　陰茎の腫瘤ということですから，素直に陰茎癌を考えていきます．扁平上皮癌を示唆する腫瘍マーカーであるSCCが上昇しており，見た目もいかにも悪そうですね．よって，bが正解．なお，右鼠径部の腫脹というのは，鼠径リンパ節転移を示唆するものと考えられます．

11 水腎症・尿閉

見つけたら，原因を探る

　国試でも重要ですが，どちらも日常臨床でよく出会います．今のうちに考えるべきこと，それから実際にどう対応すればよいかを学んでいきましょう！

◆水腎症

　水腎症を一言でいえば，尿路に通過障害あるいは排泄障害が生じ，腎盂・腎杯に尿のうっ滞が生じた状態です．**腎盂・腎杯の拡張**は超音波検査で容易に検出できます（**図 11-1**）．

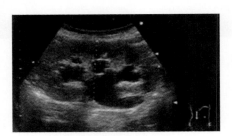

図 11-1　水腎症（108E59）

　原因としては，これまで学んだ VUR（膀胱尿管逆流）や前立腺肥大症が挙げられます．そのほか，尿路結石，尿路上皮癌，尿路奇形，神経因性膀胱，妊娠などなど．重要なのは，腎盂→尿管→膀胱→尿道のどこかに通過障害があるのではないか？　という視点をもつことです．

　何が問題になるのかというと，**感染を合併しやすくなる**という点です．

VURも腎盂腎炎の合併が問題でしたね．また，水腎症がひどくなると**腎機能障害（腎後性腎不全）**を起こします．

　治療は**原疾患の治療**になります．VURなら膀胱尿管逆流防止術，前立腺肥大症なら薬物療法や外科的手術といった具合ですね．ただすぐに解除が望ましい場合（感染を合併しているなど）には**尿管ステント**を留置することで，一時的に尿のうっ滞を改善することができます．

　なお，尿管ステントは下から上（尿道→膀胱→尿管→腎盂）にアプローチして腎盂−膀胱をつなぐ役割として尿管内に留置しますが，狭くなっている部分を通過することが技術的に難しいこともあります．その場合，上からアプローチする**腎瘻**が有効です．ですが，腎瘻は侵襲性が高いため，まずは尿管ステントを行うということは覚えておいてください．

◆尿閉

　尿閉を一言でいえば，尿道レベルで通過障害あるいは排泄障害が生じ，尿が出せなくなった状態をいいます．背景には**排尿困難**が必ずあり，それを生じるような前立腺疾患や神経因性膀胱が原因となります．尿閉であるかのポイントは**膀胱内に尿がたくさん貯留しているかどうか**です．こちらも超音波検査で容易に検出できます（**図11-2**）．

| 右腎 | 左腎 | 膀胱 |

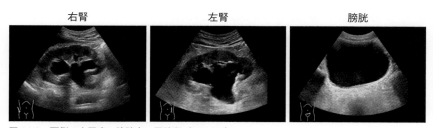

図11-2　両側の水腎症＋膀胱内の尿貯留（114C55）

Amasawa's Advice

💡　**水腎症・尿閉　→　超音波検査で診断する！**

やや混乱してしまった人もいるかもしれないので，少し整理しておきましょう．水腎症は上部尿路・下部尿路いずれの異常でも生じるものです．一方で，尿閉は下部尿路のみの異常で生じます．そのため，水腎症のみがみられた場合は上部尿路の異常を考えるというのが定石になります．また，片側の水腎症であれば上部尿路の異常，両側の水腎症であれば下部尿路の異常を考えるという見方もできます．

尿は出せない……けれど，作られてどんどん膀胱内に溜まっていくので，次第にパンパンになっていきます．それに伴って，**下腹部痛**や**下腹部膨満感**を自覚するようになります．放置すると**膀胱破裂**や**腎後性腎不全**に至ることもありますので，早急に解除するための**導尿**が必要になります．

Amasawa's Advice

排尿困難+下腹部痛　→　まずは尿閉を考えよう！

導尿は1回1回処置が必要なので，持続するような状況では**尿道カテーテルを留置**し，原疾患の治療を同時並行で行っていきます．なお，病変部の通過が難しい場合，つまり尿道からアプローチできない場合は**膀胱瘻**が有効です．

重要　水腎症・尿閉への対応まとめ

① 原疾患の治療
②（水腎症のみ）：尿管ステント，腎瘻
③（尿閉）　　　：導尿，尿道カテーテル，膀胱瘻

水腎症・尿閉

水腎症

原因	VUR，前立腺肥大症，尿路結石，尿路上皮癌，尿路奇形，神経因性膀胱，妊娠など
合併症	尿路感染症，腎後性腎不全
検査	超音波検査で腎盂・腎杯の拡張
治療	原疾患の治療 尿管ステント，腎瘻

尿閉

原因	前立腺疾患，神経因性膀胱
症状	排尿困難，下腹部痛，下腹部膨満感
合併症	膀胱破裂，腎後性腎不全
検査	超音波検査で膀胱の拡張・尿貯留
治療	原疾患の治療 導尿，尿道カテーテル，膀胱瘻

解いてみた
水腎症・尿閉

115A20 難問

1か月の男児. 妊娠 32 週の胎児超音波検査で左腎盂拡大を指摘され, 産科医からの紹介で母親に連れられて受診した. 在胎 38 週, 出生体重 2,800 g であった. 腹部は平坦, 軟で, 肝・脾や腫瘤を触知しない. 尿所見：淡黄色で混濁なし, 蛋白 (−), 潜血 (−), 白血球 (−), 亜硝酸 (−). 両腎と膀胱の超音波像を次に示す. 腹部・骨盤腔内に占拠性病変は認めなかった. 以下に外来での医師と母との会話を示す.

医師：「左の腎臓でつくられた尿が膀胱までスムーズに流れていないのかもしれませんね. おしっこはよく出ていますか」

母：「勢いよく出ています. 1日8回くらい, おむつを替えています」

医師：「母乳はよく飲みますか」

母：「2〜3 時間ごとによく飲みます. 飲んだあとは, スヤスヤとよく寝てくれます」

医師：「38℃以上の熱が出たことがありますか」

母：「ありません」

医師：「腎盂拡大については 3 か月後に（ア）をしましょう」

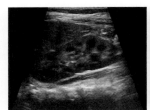 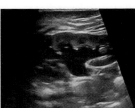 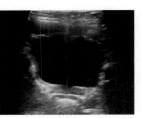

右腎　　　　　左腎　　　　　膀胱

（ア）にあてはまる検査はどれか.

a　腹部造影 CT
b　MR urography
c　腹部超音波検査
d　利尿レノグラム
e　排尿時膀胱尿道造影

102

　左腎盂拡大ということから，水腎症を考えていきます．尿閉の可能性も一考されますが，おしっこはよく出ていることから否定されます．現時点ではこれといった合併症もありませんし，経過観察が妥当なところでしょう．よって，c が正解．

　ここで終わると少し味気ないので，もう少しツッコんでおきます．片側性の水腎症ですから，その原因としては上部尿路の異常を考えていきます．成人であれば尿管結石や尿路上皮癌といった可能性を考えますが，小児で胎児期からあったことを考えると尿路奇形などの形態的異常が考えやすいといえます．それを踏まえた上で，他の選択肢もみておきましょう．

　a の腹部造影 CT で原因検索を……と考えたくなるかもしれませんが，被曝の問題もありますし，合併症もない状況であえて施行する有益性はありません．b は CT urography の MRI バージョンです．造影剤を使わないのがメリットですが，描出力は CT urography よりも落ちます．また，1 か月児では MRI を撮像するのに鎮静が必須ですし，そこまでして施行する意義はありません．d のレノグラムも初見ですね．こちらは核医学検査の 1 つで，分腎機能を調べることのできる検査です．血液検査において「BUN（尿素窒素）」「Cr（クレアチニン）」は腎機能を評価できる指標であるのはご存知と思いますが，これらは両腎を合わせた機能を反映しています．一方でレノグラムは片腎ずつの評価ができるため，手術適応を決める上でとても重要な情報となります．例えば，右腎しか機能していない人において，左腎を残して右腎を摘出したらヤバいことが起きますよね……．今回のケースにおいて，いずれはレノグラムが必要になる可能性はあるものの，現時点では時期尚早といえます．e は VUR に有用な検査でした．VUR の可能性ももちろんありますが，現時点ではこちらも時期尚早です．

11
水腎症・尿閉

76歳の男性．尿回数の減少と腹部膨満感とを主訴に来院した．昨年までの健康診断で異常を指摘されたことはない．4日前から尿量が減少し，2日前から排尿がない．本日から腹部膨満感も自覚するようになった．意識は清明．血圧 148/76 mmHg．下腹部の膨隆と下腿の軽度の圧痕浮腫とを認める．血液生化学所見：尿素窒素 30 mg/dL，クレアチニン 2.2 mg/dL，Na 136 mEq/L，K 5.1 mEq/L，Cl 108 mEq/L．

まず行うのはどれか．

a　腹部単純 CT

b　腹部超音波検査

c　経静脈的腎盂造影

d　腹部 X 線撮影

e　ループ利尿薬静注による利尿確認

思考のプロセス

　4日前から尿量が減少し，2日前から排尿がない……という状況の中，腹部膨満感を訴えていますから，尿閉を考慮すべき状況でしょう．膀胱内に尿が溜まっていることを確認すればよいので，超音波検査を行います．よって，b が正解．

　なお，BUN と Cr が上昇しており，Na↓，K↑といった電解質異常もみられていますね．このことから腎後性腎不全を合併していると考えられ，両側の水腎症も超音波検査で観察されることでしょう．

尿閉の原疾患として正しいのはどれか.

a 尿道下裂

b 前立腺肥大

c 膀胱尿管逆流

d 間質性膀胱炎

e クラミジア性尿道炎

<hr>

思考のプロセス

　尿閉の背景には排尿障害が必ずあり，その原因としては，男性なら前立腺疾患，女性なら神経因性膀胱が代表的です．よって，bが正解．他の選択肢はみるまでもありません.

78歳の男性．尿が出なくなったことを主訴に来院した．3日前に頭痛と咽頭痛とを自覚し，自宅近くの診療所で感冒薬を処方された．昨晩から尿がたらたらとしか出なくなり下腹部痛を認めたため，受診した．身長165 cm，体重60 kg．体温36.0℃．脈拍64/分，整．血圧156/86 mmHg．下腹部は膨隆し，直腸指診で鶏卵大の前立腺を触知する．腹部超音波検査所見上，膀胱は多量の尿で拡張している．

現時点の対応として適切なのはどれか．

a　導尿

b　膀胱穿刺

c　尿道ブジー

d　膀胱鏡検査

e　利尿薬の投与

思考のプロセス

「尿が出なくなった」ということですから，素直に尿閉を考えていきます．下腹部痛があり，超音波検査で膀胱拡張がみられることから，これに合致しますね．よって，a が正解．他の選択肢はみるまでもありません．

109D57

74歳の男性. 下腹部痛を主訴に来院した. 半年前から尿線が細くなり, 頻尿と残尿感とを自覚したため自宅近くの医療機関で内服治療を受けていた. 明け方から尿意はあるが排尿できず下腹部痛も伴ってきたため受診した. 高血圧症と脂質異常症とで内服治療中である. 2日前から感冒様症状を自覚し市販の総合感冒薬を服用している. 身長 164 cm, 体重 58 kg. 体温 36.8℃. 脈拍 88/分, 整. 血圧 144/88 mmHg. 呼吸数 16/分. 下腹部に弾性軟の腫瘤を触知する. 直腸指診で小鶏卵大で弾性硬の前立腺を触知し, 圧痛を認めない. 導尿によって症状は改善した.

この患者の排尿状態の悪化に関連したと考えられるのはどれか. **2つ選べ.**

a α_1 遮断薬
b 抗コリン薬
c 抗ヒスタミン薬
d HMG-CoA 還元酵素阻害薬
e アンジオテンシン変換酵素〈ACE〉阻害薬

11
水腎症・尿閉

思考のプロセス

排尿困難＋下腹部痛ですから, まずは尿閉を考えます. 本来の手順であれば超音波検査が必要ですが, この記載がありませんね. ですが, 導尿によって改善していることから, 尿閉に合致する経過といえます.

その背景としては, 各所見から前立腺肥大症があることが分かります. α_1 遮断薬が第一選択薬でしたが, これに相反するような機序をもつ抗コリン薬や抗ヒスタミン薬が増悪因子となってしまいます. よって, b, c が正解.

ちなみにですが, 前問（106C20）でも前立腺肥大症が背景にあります. 感冒薬には抗コリン薬や抗ヒスタミン薬が含まれているものもあり, おそらくこれが誘因となってしまったのでしょう.

79歳の男性．排尿障害を主訴に来院した．10年前から骨転移を伴う前立腺癌に対してホルモン療法を受けているが，1年前から治療に抵抗性を示している．1か月前から頻尿と残尿感とを自覚していた．今朝から排尿障害と下腹部膨満感が出現したため受診した．意識は清明．身長 165 cm，体重 63 kg．体温 36.2℃．脈拍 80/分，整．血圧 148/86 mmHg．呼吸数 16/分．下腹部に膨隆を認める．血液生化学所見：尿素窒素 28 mg/dL，クレアチニン 1.5 mg/dL，Na 135 mEq/L，K 4.6 mEq/L，Cl 116 mEq/L，PSA 15.5 ng/mL（基準 4.0以下）．腹部超音波検査で両側水腎症と膀胱内の大量の尿貯留とを認める．
まず行うべきなのはどれか．

a 腎瘻造設術
b 腹部造影 CT
c 骨盤部単純 MRI
d 尿管ステント留置
e 尿道カテーテル留置

思考のプロセス

　前立腺癌が背景にある方です．頻尿や残尿感などといった尿道圧迫を疑う自覚症状がみられていることから，サイズの大きな癌であることが推測されますね．今朝から，排尿困難＋下腹部膨満感がみられていることより，尿閉の可能性をまずは考えます．実際，超音波検査で大量の尿貯留および両側水腎症を認めていることから，これに合致しますね．よって，e が正解．

　他の選択肢もみておきます．a と d は上部尿路の異常によって生じた水腎症に有効です．b と c は前立腺癌の現状について詳細な評価ができるものの，まずは目の前の問題（溜まっている尿を外に出すこと）を打破することが優先されます．

69歳の男性. 発熱と下腹部の緊満感とを主訴に来院した. 以前から排尿困難を自覚していた. 数日前から頻尿と排尿時痛が出現し, 今朝から38℃台の発熱と全身倦怠感および下腹部の緊満感を自覚したため受診した. 腹部に肝・脾を触知しない. 下腹部に緊満を認める. 直腸指診で前立腺に圧痛を認める. 尿所見：蛋白 1+, 糖 (−), ケトン体 (−), 潜血 1+, 沈渣は赤血球 5〜9 個/HPF, 白血球 50〜99 個/HPF. 血液所見：赤血球 435 万, Hb 13.6 g/dL, Ht 41%, 白血球 16,900, 血小板 16 万. 血液生化学所見：総蛋白 6.6 g/dL, アルブミン 4.1 g/dL, 総ビリルビン 0.6 mg/dL, AST 30 U/L, ALT 21 U/L, 血糖 175 mg/dL, Na 141 mEq/L, K 4.1 mEq/L, Cl 105 mEq/L. CRP 8.5 mg/dL.

この時点での治療として検討すべきなのはどれか. **2つ選べ.**

a 胃瘻造設術
b 抗菌薬の投与
c 抗コリン薬の投与
d 尿道カテーテルの挿入
e LH-RH アゴニストの投与

11
水腎症・尿閉

思考のプロセス

　元々, 排尿困難があったとのことです. 高齢男性の泌尿器系症状から, 前立腺疾患をまず考えます. 数日前から排尿時痛が出現しており, 発熱も出現したとのことですね. 排尿時痛＆排尿困難といえば前立腺炎を考えるべきであり, 膿尿や前立腺に圧痛がみられていることから, これに合致します.

　今回はそこで終わりません. もう１つの主訴である「下腹部の緊満感」に注目しましょう. これは前立腺炎だけでは説明がつかず, 尿閉を考慮すべき訴えです. 実際には超音波検査で確かめる必要がありますが, 導尿ないし尿道カテーテルの挿入が望まれます. よって, b, d が正解.

106D39

78歳の男性．胃癌に対する胃切除術のため入院中である．術後2日，深夜に尿道カテーテルを自己抜去し，尿道出血を認めた．意識は清明．身長163 cm，体重63 kg．脈拍96/分，整．血圧130/70 mmHg．下腹部は小児頭大に膨隆している．直腸指診で鶏卵大の前立腺を触知する．血液所見：赤血球377万，Hb 10.2 g/dL，Ht 33％，白血球10,200，血小板23万．血液生化学所見：尿素窒素22 mg/dL，クレアチニン1.4 mg/dL．腹部超音波検査では，膀胱は多量の尿で拡張し，前立腺は腫大していた．尿道カテーテルは再挿入できなかった．

対応として適切なのはどれか．

a　輸液
b　血液透析
c　腎瘻造設
d　膀胱瘻造設
e　α_1遮断薬の投与

<hr>

思考のプロセス

　尿道カテーテル抜去後の対応を問われています．直腸診の所見から，前立腺肥大症が背景にあることが分かります．下腹部が膨隆しており，超音波検査で多量の尿が貯留していることから，尿閉を考えます．つまり，尿道カテーテルの再挿入が必要な状況というわけです．

　しかし，残念ながら再挿入はできなかったとのこと．このような場合の次の手段としては……膀胱瘻がありましたね．よって，dが正解．

　他の選択肢もみていきましょう．aはむしろ悪化させてしまうので，禁忌．bは尿閉の解決になりません．血液検査などからも血液透析が必要な状況ではありませんね．cは水腎症のみ（上部尿路の異常）であれば検討しますが，尿閉には行いません．eは前立腺肥大症に対する第一選択薬ではあるものの，まずは尿閉を解除することが望まれます．

無尿をきたすのはどれか.

a 大腸癌

b 膀胱癌

c 子宮筋腫

d 前立腺肥大症

e 両側尿管結石

思考のプロセス

「無尿」と「尿閉」はしっかり区別しましょう. いずれも尿が出ない状況であるのは一緒ですが,膀胱に尿が到達しているかどうかが違いになります. 無尿は腎臓で尿を作れていない or 両側上部尿路に閉塞があって運ぶことができない, という状況が考えられます. よって, e が正解.

12 救急外来の常連さん
尿路結石

救急外来の常連さん

　男性の生涯罹患率は **10%** にも及ぶといわれており，救急外来で必ず出会う common diseases の 1 つです．原因〜治療まで幅広く出題されていますが，特に**検査の使い分け**を意識して学んでおくと研修医以降になって役立つと思います．

◆尿路結石の臨床像

　働き盛りの **30〜40 代男性**に好発します．尿のうっ滞や結晶成分の濃度 UP によって析出するため，**長期臥床や脱水**が主なリスクとなります．

　腎盂や腎杯内にできた結石が，ある日**突然**に落下し，尿管内に詰まることで激烈な痛みを生じます．具体的には**片側性の側腹部痛 or 腰背部痛**をきたし，悪心・嘔吐や冷汗を伴うことも少なくありません．

Amasawa's Advice

 突然生じた片側性の側腹部痛　→　尿路結石を考えよう！

　身体所見では CVA 叩打痛がみられるのも特徴です．CVA 叩打痛についてもまとめておきます．

重要　CVA 叩打痛といえば

① 腎盂腎炎
② 尿路結石

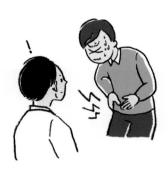

　慣れてくると，診察室に入ってきた瞬間に「尿路結石だな……」と分かるようになります．ただし，中高年の場合は要注意！　典型的な尿路結石のエピソードに思えても，重篤な血管病変（大動脈解離や大動脈瘤破裂など）や腎梗塞であることがあり，きちんと診断するまで油断はできません．

◆尿路結石の検査

　尿路結石の検査を調べてみると複数の候補が出てくると思います．しかし，これらを闇雲に覚えても仕方がありません．それぞれの検査の意義を踏まえて，使い分ける必要があります．実際に働き始めてからの姿をイメージして，学んでください．

　教科書によく出てくるのは**尿検査**における**血尿**です．実際の臨床ではあまり当てにならないのですが……国試では参考にしてよいと思います．

　最も有用なのは，**超音波検査**です．症状を生じている場合というのは尿管内に詰まっている状態であることがほとんど．尿管内に詰まれば尿を膀胱へ送ることができなくなりますよね．その結果，**水腎症**をきたします．水腎症

12
尿路結石

を見つけるには前章で説明した通り，超音波検査が最も威力を発揮します．熟練すれば結石そのものを描出することだってできます．

　日常臨床では**単純CT**もよく追加されます．超音波検査で結石を描出するには技術が必要ですが，CTでの描出はだれでも簡単です（**図12-1**）．被曝するというデメリットはあるものの，見逃しがほぼない，水腎症も客観的に評価できる，他の疾患を除外できる，などの理由から，実際の現場ではCTが優先されることも少なくありません（**図12-2**）．

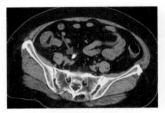

図 12-1　**右尿管結石**（108A46）

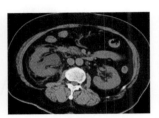

図 12-2　**右水腎症**（108A46）

　KUBは？　と思った人は，しっかり勉強していますね．ですが，KUBはCTと違って，小さい結石や尿酸結石・シスチン結石は写りません．そのため，写る場合に限り，**結石のフォローアップ**に使うというのが主な役割です（毎回CTを撮るのは避けたいので……）．ちなみにですが，KUBはKidney，Ureter，Bladderの頭文字を取ったものです（**図12-3**）．一見，腹部X線写真と全く同じように見えますが，横隔膜が写らない＆コントラストを高くして結石を見やすくしている，という点で異なります．

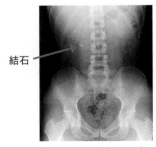

結石 →

図 12-3　KUB（107I16）

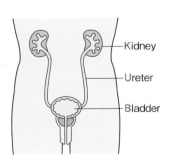

Kidney

Ureter

Bladder

◆尿路結石の治療

　まず何よりも重要なのは，痛みで苦しんでいる患者さんの除痛を図ること
です．基本的には **NSAIDs** でよいですが，不十分な場合はペンタゾシン（麻
薬）を使ったりもします．

〜尿管結石に対する抗コリン薬〜

　教科書によっては，「尿管の収縮が痛みの原因になるため，それを拮抗する抗
コリン薬がよい」と書かれているものもありますが，実際に効果があるかどうか
は不明であり，**現在は推奨されていません**．

　続いて，結石そのものの治療について．5 mm 以下であれば自然排石が
期待できるため，**保存療法**を行います．具体的には，水分をよくとり，過剰
な塩分摂取を控えてもらえれば OK．

　自然排石が得られなければ，**ESWL（体外衝撃波破砕術）** というものを検討
します．これは衝撃波で結石を砕くもので，約85％で有用です．ただし，
周囲の正常組織（腎や尿管など）を傷つけてしまうこともありますし，中途半
端に割れた結石が再度詰まってしまうというリスクもあります．また，
2 cm 以上の結石には適応になりません．

　そういった理由があるため，現在では **TUL（経尿道的尿路結石除去術）** とい
う手術が主流です．これは内視鏡（尿管鏡）で直接結石を観察した上で，レー
ザーで破砕するというものです．ESWL と違って，細かくなった結石を鉗
子で取り出すため，確実＆即効性があります．

～結石性腎盂腎炎～

　尿路結石によって水腎症をきたすと，そこは**感染の温床**になります．平たくいえば，腎盂腎炎を合併することがあるわけです．結石が閉塞機転となって生じた腎盂腎炎を**結石性腎盂腎炎**といい，緊急疾患の１つです（**図12-4, 5**）．

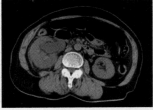 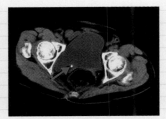

図 12-4　結石性腎盂腎炎（116C63）　　**図 12-5　結石性腎盂腎炎**（116C63）

　この状態のまま抗菌薬をいくら投与しようとあまり効果を得られないため，**閉塞機転を解除する必要があります**．とはいえ，ESWL や TUL はすぐに行えるものではありませんし，そもそも発作時には行いません．ではどうするのかというと，**水腎症の解除をとりあえずの目的とします**．これは，前章で学習済みですね．……そう，**尿管ステント**です．

◆尿路結石の種類（Advanced）

　少しマニアックな内容になるので，ここからは２周目以降でも大丈夫です．一言に結石といっても，実はいろいろな種類があります．

　最も多いのは，**シュウ酸カルシウム結石**です（**図12-6**）．多くがリン酸カルシウム結石との混合になり，全体の 80％を占めます．

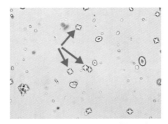

図 12-6　シュウ酸カルシウム結石（98I33）

直接的な原因としては尿中 Ca が多くなることで生じるため，これをきたすような副甲状腺機能亢進症，Cushing 症候群，先端巨大症などといった内分泌疾患が隠れていることがあります．尿路結石を繰り返しているような場合には，必ず一考します．

Amasawa's Advice

　繰り返す尿路結石　→　基礎疾患（特に内分泌疾患）を考えよう！

　あとはマイナーですが，尿路感染症に伴って生じる **MAP**（**リン酸マグネシウム・アンモニウム）結石**，尿酸高値によって生じる**尿酸結石**，シスチン尿症によって生じる**シスチン結石**というものがあります．前述していますが，尿酸結石・シスチン結石は KUB で写らないというのは再認識しておいてください．

　肝心なのは，なぜ結石を分ける必要があるのか？　という点です．それは治療ないし予防に直結するからです．例えば，シュウ酸カルシウム（＋リン酸カルシウム）であれば，尿中 Ca を少なくすればよいので**サイアザイド系利尿薬**や**クエン酸製剤**が有効になります．同様にして，MAP 結石であれば抗菌薬，尿酸結石であれば尿酸生成抑制薬（アロプリノールなど）といった具合です．**表**にもまとめておきます．

　なお，リン酸カルシウムを除いて，これらの結石は酸性環境で結晶化しやすいことが知られています．そのため，**重炭酸ナトリウム**（HCO_3^-）を用いて尿のアルカリ化を狙うことも有効です．

表　結石の種類別まとめ

	主な原因	治療
シュウ酸カルシウム結石 リン酸カルシウム結石	副甲状腺機能亢進症 Cushing 症候群 先端巨大症	サイアザイド系利尿薬 クエン酸製剤
MAP 結石	尿路感染症	抗菌薬
尿酸結石	尿酸高値	尿酸生成抑制薬
シスチン結石	シスチン尿症	D-ペニシラミン チオプロニン

～高尿酸血症は尿酸結石のリスクにならない！?～

　読者の中にはこう思った方がいるかもしれません．「シュウ酸カルシウム/リン酸カルシウム結石にサイアザイド系利尿薬を用いるのか……あれ？　そういえば，サイアザイド系利尿薬って高尿酸血症が副作用じゃなかった？　……ということは，シュウ酸カルシウム/リン酸カルシウム結石には有用でも，新たに尿酸結石を作ってしまうのでは？」と．

　結論からいってしまえば，尿酸結石の発生には高尿酸血症ではなく，高尿酸尿症が重要だと考えられています．つまり，血液中ではなく，**尿中の尿酸値**が問題となるわけです．

　例えば，痛風の患者さんの場合，尿酸結石の合併は 10～20％程度とあまり多くないことが知られています．痛風は高尿酸血症を背景に生じますが，必ずしも高尿酸尿症をきたすわけではないためといわれています．

　話を戻しますが，サイアザイド系利尿薬は高尿酸血症をきたしますが，高尿酸尿症はあまりきたしません．そのため，シュウ酸カルシウム/リン酸カルシウム結石にサイアザイド系利尿薬を用いたからといって，尿酸結石のリスクとまではいえないだろう，というのが現在の考え方になります．逆に，血中の尿酸を尿中に排泄するような**尿酸排泄促進薬（プロベネシド，ベンズブロマロン）は尿酸結石のリスク大**となります．

尿路結石

好発	30〜40 代男性
石の種類	**シュウ酸カルシウム結石，リン酸カルシウム結石，** **MAP 結石，尿酸結石，シスチン結石**
リスク	**長期臥床，脱水** 内分泌疾患（副甲状腺機能亢進症など），尿路感染症，尿酸高値， シスチン尿症
症状	**突然＆片側性の側腹部痛・腰背部痛** 悪心・嘔吐，冷汗，鼠径部への放散痛
身体所見	CVA 叩打痛
検査	尿検査で血尿 超音波検査，KUB，CT で**水腎症，結石**の描出
治療	鎮痛薬（NSAIDs，ペンタゾシンなど） **保存療法**（水分摂取，塩分制限など） **ESWL，TUL** 薬物療法（サイアザイド系利尿薬，重炭酸ナトリウムなど）
備考	約 80％が自然排石する 結石性腎盂腎炎に至ったら，**尿管ステント**を挿入する **尿酸結石**および**シスチン結石**は X 線で描出されない

解いてみた
尿路結石

96D38

32歳の男性．昨夜から右側腹部疝痛発作があり，救急外来を受診した．5年前に同様の発作があり，ヨード造影剤検査で尿管結石を指摘されたが，その検査中に重度の呼吸困難に陥ったことがある．腹部は平坦，軟であるが，右背部に強い叩打痛がある．尿所見：蛋白（±），糖（－），沈渣に赤血球20～30/1視野，白血球（－）．血清生化学所見に異常はない．

まず行うべき検査はどれか．

a　腹部超音波検査
b　静脈性腎盂造影
c　腎シンチグラフィ
d　逆行性腎盂造影
e　腎盂尿管鏡検査

思考のプロセス

　若年男性における片側性の側腹部痛ですね．5年前に同様の発作があり，尿路結石を指摘されていたとのことですから，今回も尿路結石を素直に考えていきましょう．CVA叩打痛が陽性であり，尿沈渣で血尿があることも合致しますね．まずは超音波検査で水腎症の有無，あわよくば結石を描出したいところです．よって，aが正解．他の選択肢はみるまでもありません．

　なお，"疝痛発作"とは繰り返す発作痛のことで，胆石や尿路結石といった結石の嵌頓を示唆する用語です．

43歳の男性. 右の側腹部痛を主訴に来院した. 今朝, 明け方に急に右の側腹部から鼠径部へかけて強い痛みが間欠的に起こり, 救急外来を受診した. 肉眼的に血尿を認め, 嘔吐を1回した. 尿所見:蛋白1+, 糖 (−), 潜血3+, 沈渣に赤血球多数/1視野, 白血球10〜20/1視野. 血液所見:赤血球525万, Hb 14.6 g/dL, Ht 43%, 白血球9,100, 血小板34万. 血液生化学所見:総蛋白7.6 g/dL, アルブミン4.5 g/dL, 尿素窒素29.0 mg/dL, クレアチニン1.3 mg/dL, 尿酸7.3 mg/dL, 総コレステロール244 mg/dL, トリグリセリド154 mg/dL, 総ビリルビン0.3 mg/dL, AST 24 IU/L, ALT 17 IU/L, LD 264 IU/L (基準 176〜353), ALP 201 IU/L (基準 260以下), Na 142 mEq/L, K 4.5 mEq/L, Cl 106 mEq/L.

対応として適切なのはどれか. **2つ選べ.**

a 輸液

b 膀胱鏡

c 緊急手術

d 硬膜外麻酔

e 腹部単純CT

思考のプロセス

　突然生じた片側性の側腹部痛ですので, まずは尿路結石を考えていきます. 実際に血尿を認めていますね. 本来であれば超音波検査から行うことが望ましいですが, 選択肢にはないので, 今回はCTを選択しましょう. また, BUN/Cr>20であり, 脱水状態にもあると考えられます. 尿量を増やして排石を促すためにも輸液が必要でしょう. よって, a, eが正解.

　ちなみにですが, 鼠径部 or 会陰部への放散痛も尿路結石を疑うメルクマールとなります. 余裕があれば覚えておいてください.

12
尿路結石

78歳の男性. 下腹部痛と血尿とを主訴に来院した. 1か月前から血尿が出現
し, 昨日からは下腹部痛も伴っている. 4年前から夜間頻尿と排尿までに時
間がかかることに対して, 自宅近くの診療所で治療を受けている. 身長
165 cm, 体重 64 kg. 体温 36.8℃. 脈拍 80/分, 整. 血圧 132/84 mmHg. 呼
吸数 16/分. 腹部は平坦, 軟で, 肝・脾を触知しない. 直腸指診で小鶏卵大,
弾性硬の前立腺を触知し, 圧痛を認めない. 尿所見:蛋白 2+, 糖 (-),
潜血 3+, 沈渣に赤血球多数/1 視野, 白血球多数/1 視野. 腹部エックス線写
真と腹部 CT とを示す. 尿培養を提出して抗菌薬の投与を開始した.

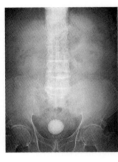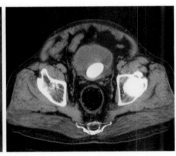

次に行う治療として最も適切なのはどれか.

a 膀胱全摘術

b 結石溶解療法

c 膀胱瘻造設術

d 経尿道的膀胱砕石術

e 体外衝撃波結石破砕術〈ESWL〉

思考のプロセス

　高齢者の血尿ですから悪性腫瘍の可能性も考慮しておきます. 病歴からは
特異的な情報は得られなさそうですね. こういうときの画像は典型的である
ことがほとんどですから, 安心して画像を見てみると, 膀胱内に巨大な結石
があるのが分かります.

膀胱結石自体は初見だと思いますが，尿路結石であることに変わりありません．尿管結石と違うのは，突然の発作痛を起こすというよりも，本問題のように血尿を繰り返したり，膀胱炎を繰り返したりするのが一般的です．今回も尿検査で膿尿を認めており，抗菌薬の投与が行われていますね．

　それを踏まえた上で1つずつみていきましょう．a は明らかにやりすぎです．基本的に適応となるのは悪性病変のみです．b はやっても悪くはないものの，今回のような大きな結石への効果はほとんど期待できません．それに，どちらかというと予防の意味合いが大きいです．c も違います．尿閉には至っていませんし，仮にあったとしてもまずは導尿や尿道カテーテルからです．d が正解ですね．結石を砕いて，尿道から外に出しましょう．なお，尿管に詰まるくらいのサイズの結石であれば尿道への排石は容易であるため，尿管結石が膀胱結石に至ることは稀です．e は違いますね．ESWL は巨大な結石には適応になりません．

尿路結石の再発予防に有用なのはどれか．**2つ選べ．**

a　プリン体の摂取

b　ビタミンCの摂取

c　クエン酸製剤の内服

d　カルシウムの摂取制限

e　1日2L以上の水分摂取

思考のプロセス

　1つずつみていきましょう．a は逆効果ですね．プリン体の摂取は尿酸値を上昇させるため，尿酸結石のリスクとなります．b は覚える必要はありませんが，シュウ酸を増やすことになるため，シュウ酸カルシウム結石のリスクとなる可能性があります．c はいいですね．クエン酸はカルシウムをキレートするため，シュウ酸カルシウム結石/リン酸カルシウム結石に有効です．d は一見良さそうですが，実は逆効果です．カルシウムを制限すると腸管へのシュウ酸排泄が低下し，結果的にシュウ酸カルシウム結石ができやすくなることが知られています．過剰摂取ももちろん控えるべきなので，尿路結石においてカルシウムは多くても少なくてもダメ！　と覚えておいてください．e はいいですね．尿量を増やして，自然排石を狙いましょう．よって，c, e が正解．

　この手の問題は，手を変え品を変え……と出しやすいので，1つ1つ真面目に対応してもキリがありません．本文中に記載していた内容をおさえてくれれば十分であり，残った選択肢は「該当しないもの」として処理してしまうのが賢いと思います．今回の場合でいえば，c と e を選ぶことができれば十分で，残った a, b, d については，できるだけ得点をとって合格したい人（詳細は『まとめてみた マッチングと国試対策 第2版』を参照）だけが知っておけばいい事項だと思います．

10419

尿路結石で正しいのはどれか. **2つ選べ**.

a 尿酸結石が最も多い.

b 原発性アルドステロン症に生じる.

c 尿酸結石はX線透過性が低い.

d シスチン結石に重炭酸ナトリウムは有効である.

e 原発性副甲状腺〈上皮小体〉機能亢進症に生じる.

思考のプロセス

　1つずつみていきましょう. a は違いますね. 最も多いのはシュウ酸カルシウム結石でした. b は内分泌疾患の1つですが, 関係するのは副甲状腺機能亢進症, Cushing 症候群, 先端巨大症といった高 Ca 尿症をきたすものです. c も違いますね. X線の透過性が高いからこそ, 尿酸結石は KUB で写らないのです. よって, 残った d, e が正解.

12

尿路結石

110D35 改変

左腎結石および左尿管結石を認める患者の腹部単純エックス線写真と腹部単純 CT とを示す.

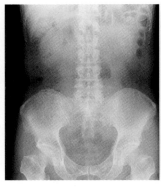 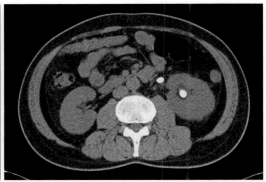

この患者で予測される結石成分はどれか.

a　尿酸
b　炭酸カルシウム
c　リン酸カルシウム
d　シュウ酸カルシウム
e　リン酸マグネシウムアンモニウム

思考のプロセス

　CT では腎結石と尿管結石を確認できるものの, 腹部単純 X 線写真では指摘できません (本文中の**図 12-3** 107I16 と比較してみましょう). 尿酸結石 or システィン結石を考える所見です. よって, a が正解.

114D57

65 歳の女性. 発熱と悪寒を主訴に来院した. 意識レベルは JCS Ⅱ-10. 身長 155 cm, 体重 68 kg. 体温 38.8℃. 脈拍 96/分, 整. 血圧 92/52 mmHg. 呼吸数 28/分. 腹部は平坦, 軟で, 肝・脾を触知しない. 右背部叩打痛を認める. 尿所見:蛋白 1+, 糖 (−), ケトン体 (−), 潜血 1+, 沈渣は赤血球 10〜50/HPF, 白血球 50〜99/HPF. 血液所見:赤血球 434 万, Hb 11.8 g/dL, Ht 37%, 白血球 2,200, 血小板 22 万. 血液生化学所見:総蛋白 6.5 g/dL, アルブミン 2.8 g/dL, AST 19 U/L, ALT 19 U/L, 尿素窒素 12 mg/dL, クレアチニン 0.8 mg/dL. CRP 21 mg/dL. 血液培養と尿培養の検体を採取し, 生理食塩液による輸液を行ったが, 血圧低下の改善はみられず, カテコラミンと抗菌薬の投与を開始した. 腹部 CT を示す.

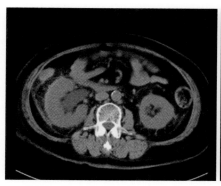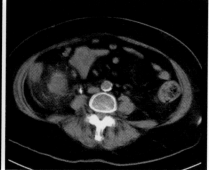

直ちに行うべき処置はどれか.

a 尿道切開術
b 膀胱瘻造設
c 経尿道的尿管砕石術
d 尿管ステント留置術
e 体外衝撃波結石破砕術

<hr>

思考のプロセス

発熱と悪寒が主訴です. バイタルサインをみてみるとショック状態であり, 意識障害や頻呼吸も認めていますね. 右 CVA 叩打痛に加え, 血尿や膿尿がみられることから, 尿路感染症 (腎盂腎炎) からの敗血症が最も疑わしい状

況と考えられます．輸液を行うも血圧低下は続いており，非常に危険な状態
です．CT を見ると，右の水腎症と尿管結石が認められますね．以上より，
結石性腎盂腎炎の診断です．よって，d が正解．

　本問題は皆さんが研修医になってから，高確率で出会うシチュエーション
の１つです．こういった緊急疾患は時間との勝負になりますから，何をす
べきかをしっかり頭の中で事前にシミュレーションしておき，いざというと
きに引き出せるようにしておくのがコツです．

患者さんの訴えでパターンが分かる
13 尿失禁

　機能的異常であるため，これまで以上に**解剖・生理の知識が重要に**なります．すべてを覚えるのは大変なので，病態生理を意識して学ぶとよいでしょう．

◆排尿反射の解剖・生理

　尿は腎臓で作られた後，腎盂→尿管→膀胱→尿道の順に送られていきます．作られたらすぐに排尿するわけではなく，いったん膀胱の中に蓄尿されます．だいたい200 mLくらい溜まると神経が刺激されて大脳へと伝わり，「オシッコに行きたい！！」と尿意を感じるようになります．我慢すれば，**500 mL**くらいまで溜めることも可能です．

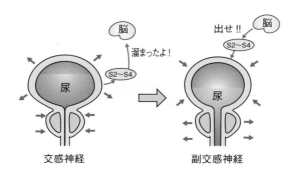

交感神経　　　　　　　　副交感神経

　蓄尿時には交感神経優位であり，膀胱を弛緩させて尿を溜めつつ，内尿道括約筋を収縮させて尿道を閉じています．排尿が必要になったら，**副交感神経（S2〜4）**優位となり，膀胱を収縮＆内尿道括約筋を弛緩させ，排尿を行

います．なお，ヒトが排尿を我慢できるのは**体性神経**（陰部神経）によって外尿道括約筋をコントロールできるからです．これは排便を我慢するメカニズムとほとんど同じです．外尿道括約筋と外肛門括約筋のお二方には，日頃からの感謝を忘れないようにしましょう．

> **重要　排尿反射まとめ**
>
> ① 膀胱に尿を溜める（交感神経優位）
> ② 一定以上の尿が溜まると大脳に伝えられる
> ③ 準備が整えば，副交感神経（S2〜4）を通じて
> 　膀胱収縮&尿道開放で排尿する

　この排尿反射のメカニズムのどこかが障害され，自分の意思とは関係なく尿が漏れてしまうのが尿失禁です．

◆腹圧性尿失禁：「くしゃみで尿が漏れる」

　腹圧性尿失禁は，排尿反射における上記①の異常で，端的にいうと尿道をちゃんと塞げないことによって起こる尿失禁です．具体的にいうと，加齢，肥満，出産などにより，尿道括約筋をはじめとした**骨盤底筋群が脆弱化**してしまい，咳，くしゃみ，笑う，重いものを持ち上げるなどの**腹圧が上昇する動作**をとったときに尿漏れを起こしてしまう状態です．

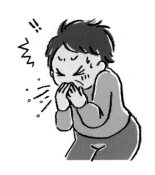

ポイントは2つ．1つは**中高年女性に好発**するということ．日本人女性の約40%が罹患するともいわれている，超ありふれた疾患です．もう1つは**尿意や頻尿は伴わない**ということ．言い換えれば，尿が溜まっているかどうかは関係ないということです．

　治療は，**骨盤底筋訓練**によって脆弱化した筋肉を鍛えることです．ひどい場合は**尿道スリング手術**（TVT手術・TOT手術）という外科的手術を行うこともあります．なお，腹圧性尿失禁の検査として，パッドテスト，ストレステスト，Qチップテストなどがありますが，いずれも腹圧を高くしたら尿は漏れるのか？　をみている検査となります．検査名だけチラッと見ておいてくれれば良いと思います．

◆切迫性尿失禁：「トイレに間に合わない」

　切迫性尿失禁は，排尿反射における上記②の異常で，端的にいうと神経に過剰なシグナルを伝えてしまうことによって起こる尿失禁です．**過活動膀胱**ともいわれ，**強い尿意＆頻尿**を伴うのが特徴です．脳や脊髄の病気などが原因となりますが，実際には原因不明のことも少なくありません．

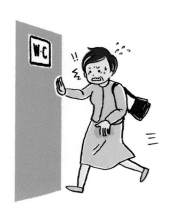

排尿を抑制するために**抗コリン薬**やβ_3**刺激薬**が有効です．しかし，抗コリン薬は前立腺肥大症に禁忌となりますので，次の溢流性尿失禁との鑑別が重要です．

◆溢流性尿失禁：「尿を出せないが，少しずつ漏れる」

　溢流性尿失禁は，排尿反射における上記③の異常で，端的にいうとうまくオシッコが出せないことで起こる尿失禁です．そのため，溢流性尿失禁の背景には必ず**排尿困難**があります．**中高年男性**に好発しますが，その多くは前立腺疾患によるものです．

　尿意はみられることが多く，下腹部膨満感や下腹部痛を自覚することもあります．イメージとしては，尿閉の一歩手前で，チョロチョロ尿が出てきている状態，という感じですね．

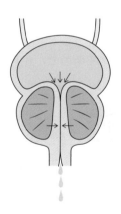

　治療は尿閉と同様の対応になります．つまり，**原因疾患の治療**が根本的なところですが，それまでは導尿などで凌ぐ必要があります．

◆尿失禁まとめ

　まとめると，排尿反射の①の異常が腹圧性，②の異常が切迫性，③の異常が溢流性でした．実際には，**排尿困難の有無**と**尿意＆頻尿の有無**が鑑別のポイントとなります．

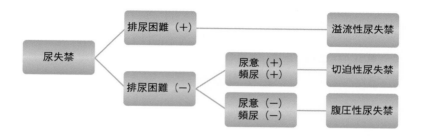

~反射性尿失禁~

　切迫性尿失禁と同じ排尿反射における②の異常ですが，尿意を脳に正しく伝えられず，尿意を感じないまま反射的に尿を漏らしてしまう**反射性尿失禁**というタイプの尿失禁もあります．原因や治療は切迫性尿失禁と同じであり，**過剰に伝える→切迫性尿失禁，伝えられない→反射性尿失禁**と区別しておくと良いと思います．

◆神経因性膀胱

　最後に1つ追加します．神経の障害によって排尿障害をきたしたものを総じて神経因性膀胱といいます．**中枢神経障害**（脳血管障害，Parkinson病，脊髄損傷など）では切迫性尿失禁/反射性尿失禁，**末梢神経障害**（糖尿病，抗コリン薬，骨盤部手術など）では溢流性尿失禁をきたしやすいことは知っておいてください．

　他に，尿路感染症や尿路結石のリスクにもなるので**原因疾患の治療**が望まれますが，そもそも難治性の疾患であることが多く，なかなか根治は難しいのが実情です．

疾患のまとめ 尿失禁

腹圧性尿失禁

好発	中高年女性
原因	加齢，肥満，出産などによる骨盤底筋群の脆弱化
誘因	腹圧上昇（咳，くしゃみ，笑うなど）
検査	パッドテスト（≧2 g），ストレステスト（＋），Q チップテスト（＋）
キーワード	「くしゃみで尿が漏れる」
治療	骨盤底筋訓練，尿道スリング手術（TVT 手術・TOT 手術）
備考	尿意や頻尿は伴わない

切迫性尿失禁

原因	神経因性膀胱（中枢性）
症状	尿意切迫感，頻尿
キーワード	「トイレに間に合わない」 「一度に大量の尿を漏らしてしまう」
治療	抗コリン薬，β_3 刺激薬
備考	過活動膀胱ともいわれる 原因不明のことも多い

溢流性尿失禁

好発	中高年男性
原因	前立腺疾患，神経因性膀胱（末梢性）
症状	排尿困難，下腹部膨満感，下腹部痛，頻尿
キーワード	「尿を出せないが，少しずつ漏れる」
治療	原因疾患の治療，導尿

神経因性膀胱

原因	（中枢性）脳血管障害，Parkinson 病，脊髄損傷など （末梢性）糖尿病，抗コリン薬，骨盤部手術など
合併症	（中枢性）切迫性尿失禁，（末梢性）溢流性尿失禁 尿路感染症，尿路結石，尿閉
治療	原因疾患の治療

解 い て み た
尿失禁

106B5

尿路の機能について**誤っている**のはどれか.

a　尿管は蠕動運動で尿を輸送する.

b　陰部神経は蓄尿に関与する.

c　閉鎖神経は排尿に関与する.

d　前立腺にはα_1受容体が分布する.

e　外尿道括約筋は随意筋である.

思考のプロセス

　1つずつみていきましょう. a はいいでしょう. 腸管と同じく, 蠕動運動によって尿を輸送しています. だからこそ, 尿路結石の治療として抗コリン薬が有効なのでは? と考えられていたわけです (実際には違いましたね ^^). b, e もいいですね. 陰部神経 (体性神経) は外尿道括約筋 (随意筋) を支配している大事な神経であり, 蓄尿 (オシッコの我慢) を可能にしています. c はいったんパス. d はいいですね. 前立腺肥大症に α_1 遮断薬が有効であることを考えれば, 導き出せると思います. よって, 残った c が誤っているものとして正解.

　閉鎖神経は股関節の内転に関与する神経です. 消化器科で学ぶ閉鎖孔ヘルニアではこの閉鎖神経を圧迫するために Howship-Romberg 徴候 (大腿内側の痛み) を生じることが知られています.

105C24

52歳の女性．尿失禁を主訴に来院した．笑ったときや咳・くしゃみをした
ときに尿が漏れるが，尿意を感じてからトイレに向かっても間に合うという．
排尿困難や夜間頻尿を認めない．
この患者の尿失禁について可能性が高いのはどれか．

a　溢流性
b　機能性
c　混合性
d　切迫性
e　腹圧性

ーーーーーーーーーーーーーーーーーーーーーー思考のプロセスーーーーーーーーーーーーーーーーーーーーーー

　中年女性の尿失禁ですね．笑ったとき，咳・くしゃみをしたときなど腹圧
が上昇する状況で生じていることから，腹圧性尿失禁が最も考えられます．
よって，eが正解．

　他の選択肢もみていきましょう．aの溢流性は排尿困難を認めないことか
ら否定されますね．bの機能性は初見だと思いますが，排尿反射の異常はな
いものの，排尿動作が間に合わずに生じる尿失禁です．当て馬の選択肢とし
てよく出てくるので，余裕があればおさえておいてください．cの混合性は，
腹圧性＋切迫性など異なるタイプの尿失禁を合併したものです．今回は腹圧
性尿失禁だけで説明可能ですね．dの切迫性は夜間頻尿や尿意切迫感がなく，
尿意を感じてからトイレに向かっても間に合っていることから否定されま
す．

13

尿失禁

50歳の女性．半年前からの頻尿と尿失禁とのため来院した．3年前からうつ症状があり，複数の向精神薬を服用している．下腹部正中に緊満した半球状の腫瘤を触知し，超音波検査で膀胱内に大量の尿貯留を認めた．

尿失禁のタイプで可能性が最も高いのはどれか．

a　切迫性

b　真性

c　腹圧性

d　機能性

e　溢流性

思考のプロセス

　中年女性の尿失禁です．膀胱内に大量の尿貯留があることから，排尿困難がベースにあるものと考えられます．よって，e が正解．

　背景疾患としては，女性ですから前立腺疾患はありえませんね．そうすると，神経因性膀胱（末梢性）が自ずと考えられます．病歴に戻ると，うつ症状に対して複数の向精神薬を服用しているということですから，三環系抗うつ薬などの薬の副作用が考えやすいでしょう．つまり，抗コリン作用による神経因性膀胱（末梢性）が誘因と推測されるということです．

61歳の女性．尿失禁を主訴に来院した．3年前から遺伝性脊髄小脳変性症で治療を受けている．2か月前から突然の尿意を伴わない尿失禁が出現したため受診した．くしゃみでは尿は漏れない．意識は清明．構音障害，協調運動障害および失調性歩行がある．腹部は平坦，軟で，圧痛を認めない．尿所見：蛋白（－），糖（－），沈渣に赤血球1〜4個/1視野，白血球1〜4個/1視野．腹部超音波検査で残尿を認めない．

考えられる尿失禁の種類はどれか．

a　溢流性
b　機能性
c　切迫性
d　反射性
e　腹圧性

13
尿
失
禁

思考のプロセス

　中年女性の尿失禁ですね．遺伝性脊髄小脳変性症の治療中であることから，神経因性膀胱（中枢性）による尿失禁を考えます．そうすると，切迫性尿失禁が最も想起されますが，尿意を伴っていないことから，これは否定されます．これは一体……？

　コラムでも紹介しましたが，神経因性膀胱（中枢性）では切迫性尿失禁だけでなく，反射性尿失禁を起こすことが知られています．エピソードもこれに合致しますね．よって，dが正解．

切迫性尿失禁を起こすのはどれか. **2つ選べ.**

a　脳血管障害

b　Parkinson 病

c　馬尾神経障害

d　糖尿病性神経障害

e　腰椎椎間板ヘルニア

思考のプロセス

　切迫性尿失禁の背景疾患としては, 神経因性膀胱（中枢性）が考えられましたね. それに該当する a, b が正解.

　なお, c〜e は神経因性膀胱（末梢性）の原因になるものであり, これによって起こるのは……そう, 溢流性尿失禁でしたね.

過活動膀胱の症状はどれか．**2つ選べ.**

a 頻尿

b 血尿

c 排尿痛

d 尿意切迫感

e 腹圧性尿失禁

思考のプロセス

　過活動膀胱≒切迫性尿失禁です．これには，強い尿意および頻尿を伴うのが特徴でした．よって，a，dが正解.

57歳の女性．3回経妊3回経産婦．52歳で閉経．尿失禁を主訴に来院した．2年前から咳嗽時に下着が濡れることに気付いていた．半年前から笑ったり重い荷物を持ち上げたりするときにも漏れるようになったため受診した．頻尿，排尿痛および尿意切迫感を認めない．少量用尿とりパッドを1日1枚交換している．尿所見に異常を認めない．腹部超音波検査で残尿を認めない．1時間パッドテストでの尿失禁量は5gである．

まず行う対応として適切なのはどれか．

a　水分摂取制限

b　α_1遮断薬の内服

c　尿道スリング手術

d　経腟式膀胱頸部挙上術

e　骨盤底筋訓練〈骨盤底筋体操〉

思考のプロセス

　中年女性の尿失禁ですね．多産婦であることは腹圧性尿失禁を匂わせます．咳嗽時や笑ったり重い荷物を持ち上げたりするときに生じており，頻尿や尿意切迫感を伴わないことから，典型的な腹圧性尿失禁といえますね．よって，eが正解．cと迷った人もいるかもしれませんが，まずは侵襲性の低いものから行うのが定石です．

　なお，パッドテストでは5g/時の尿失禁量を認めていると記載がありますね．これが陽性なのか陰性なのか気になった人もいるかもしれません．一応，2g/時以上で陽性と判断しますが，あまりこの数値自体にはこだわらなくていいと思います．より重要なのは，<u>患者さんが日常的に困っているかどうか</u>です．敏感な人ならば，2g/時以下であっても困っているかもしれませんからね．

64歳の女性．頻尿と尿意切迫感とを主訴に来院した．1週前から自宅近くの診療所で抗菌薬を投与されていたが改善しないため受診した．尿所見：蛋白（±），糖（－）．沈渣に赤血球1〜4/1視野，白血球1〜4/1視野，細菌（－）．尿細胞診クラスⅡ（陰性）．腹部超音波検査で残尿を認めない．

次に行うべき対応として適切なのはどれか．

a 飲水制限
b 抗菌薬の変更
c 抗不安薬の経口投与
d α_1遮断薬の経口投与
e 抗コリン薬の経口投与

思考のプロセス

　中年女性の泌尿器科症状ですね．エピソードからは膀胱炎をまずは考えますが，抗菌薬でよくなっておらず，沈渣でも膿尿や細菌尿がみられていません．過活動膀胱を次に考えたいところです．よって，eが正解．

71歳の男性．尿失禁を主訴に来院した．2年前から夜間に尿意で目が覚めて
トイレに行くようになり，3か月前からその頻度が増えてきた．高血圧症で
内服治療中である．身長 172 cm，体重 69 kg．体温 36.4℃．脈拍 80/分，整．
血圧 140/80 mmHg．下腹部に弾性軟の腫瘤を触知する．直腸診で 4 cm 大の
弾性硬の前立腺を触知し，圧痛を認めない．腹部超音波検査で膀胱内に大量
の尿貯留を認める．

治療として適切なのはどれか．

a　導尿
b　尿道ブジー
c　利尿薬投与
d　β_3刺激薬投与
e　抗コリン薬投与

思考のプロセス

　　高齢男性の尿失禁ですね．問題文を読み進めていくと，超音波検査で膀胱
内に大量の尿貯留が認められます．溢流性尿失禁であり，まずは尿を排出す
ることが優先されます．よって，a が正解．おそらく，前立腺肥大症が徐々
にひどくなって生じたのでしょうね．

101H48 改変

30 歳の女性. 1 年前に交通事故で脊髄を損傷した. 第 12 胸髄以下の完全対麻痺, 神経因性膀胱が残存した.

最も適切な尿路管理はどれか.

a 膀胱瘻造設

b 間欠自己導尿法

c 無菌的間欠導尿法

d 手圧排尿法の指導

e 尿道バルーンカテーテル留置

<hr>

思考のプロセス

脊髄損傷による神経因性膀胱ですので, 切迫性尿失禁 or 反射性尿失禁が必発です. 幸いにも, 上肢の神経領域は無事ですので, 自己導尿が可能な状況です. よって, b が正解. ちなみにですが, "間欠的" というのは, 1 回 1 回抜き挿しすることを意味しています.

他の選択肢もみてみましょう. a は自己導尿ができない場合に検討します. c は理想的ではありますが, ずっと入院するわけにもいきませんし, 現実的でありません. d は恥骨上部を圧迫して排尿を促す方法ですが, 尿路に負担がかかるため, 脊髄損傷の患者さんには禁忌です. e も c と同じ理由で現実的でありません.

脊髄損傷については, 『まとめてみた 整形外科 第 2 版』でも復習しておいてください (^^).

余裕があればおさえたいところ
その他

◆多発性嚢胞腎

腎嚢胞は基本的に病的意義の乏しいものですが，**腎嚢胞が多発**し，いずれは**両側性の腎不全**に至ってしまうのが，多発性嚢胞腎です（**図14-1**）．そのため，腎機能が廃絶する**中高年**までに**腎移植**や**透析**を検討します．多発性嚢胞腎は**常染色体優性遺伝（AD）**であるため，家族歴がとても重要になります．

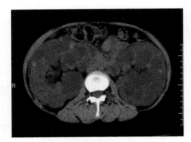 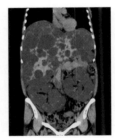

図 14-1　多発性嚢胞腎（107A42）　　　図 14-2　多発性嚢胞腎（109E60）

この疾患のポイントは，合併症です．両側性の腎不全に加えて，**高血圧，脳動脈瘤，多発する肝嚢胞**の３つをおさえておいてください（**図14-2**）．

◆腎梗塞

心房細動（AF）などを背景に，**血栓**が腎動脈に飛んできて生じます．**突然の側腹部痛あるいは腰背部痛**を生じるため，初診時は尿路結石のようにみえます．

診断には**造影CT**が必要で，局所 or 全体の腎実質の造影不良が決め手となります（**図14-3**）．実際の臨床では，尿路結石を疑って単純CTを撮った

けれど結石が認められなかったため，造影剤を追加して大動脈解離や腎梗塞を探る，という手順になることが多いです．治療は**抗凝固療法**です．

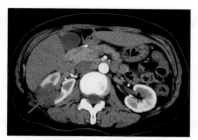

図 14-3　右腎の部分的な梗塞（110A27）

◆精巣捻転

精巣捻転は**若年男性**に好発し，**突然の有痛性陰嚢腫大**をきたします．血流が遮断されてしまうので，放っておくと精巣が壊死してしまう可能性があります．そのため，**緊急手術**（**精巣固定術**）の適応となります．できれば，発症**6**時間以内に捻転を解除できるのがベスト！

成書をみてみると，身体所見として Prehn 徴候陽性や精巣挙筋反射の消失が有用と書いてありますが，実臨床ではほとんど役立ちません．第7章でもお話ししましたが，重要なのは**カラードプラ法**（**超音波**）で**血流の低下・消失**を確認することに尽きます（**図 14-4, 5**）．なお，こちらは第8章でお話ししましたが，停留精巣がリスクとなります．

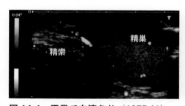

図 14-4　正常で血流あり（107D41）

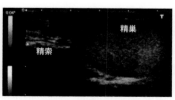

図 14-5　精巣捻転で血流消失（107D41）

◆精巣損傷

　マンガでは，金的を蹴るシーンをよく目にしますよね．ギャグとしては笑って済まされるものですが，現実世界ではときに**精巣をとらなければならなくなる**（精巣摘除術）こともあります．

　外傷歴のある**有痛性陰嚢腫大**をみたら，本症を一考してください．最終的には**超音波検査**で構造の破綻があるかどうかを確認します（**図 14-6, 7**）．

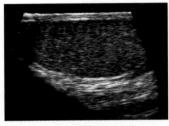 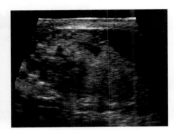

図 14-6　正常の精巣（97A43）　　　図 14-7　精巣損傷（97A43）

Amasawa's Advice

　外傷歴＋有痛性陰嚢腫大　→　精巣損傷を考えよう！

◆精索静脈瘤

　精索の中には精巣動静脈と精管が走行しています．何らかの原因で精巣静脈の流れが滞り，精索あるいは陰嚢内に静脈瘤を形成したのが本症です．症状をきたすことはあまりありませんが，**陰嚢上部の腫瘤**として触れたり，**不妊**を生じるのが問題となります．

Amasawa's Advice

　陰嚢上部の腫瘤　→　精索静脈瘤を考えよう！

　検査としては，超音波検査や CT/MRI で静脈瘤を確認するのが最も確実

です．なお，偶発的に見つかることも少なくなく，積極的な治療対象にはなりませんが，挙児希望がある場合は外科的手術を検討します．

◆膀胱瘤（膀胱脱）

　骨盤底筋群の脆弱化により，**膀胱が腟から外に飛び出してしまったもの**です（**図14-8**）．腹圧性尿失禁と同様に加齢，肥満，出産がリスクとなり，無症状のことが多いですが，排尿障害などの症状を生じることもあります．**自己還納**ではQOLが下がってしまうような場合は，**尿道スリング手術**を考慮します．なお，子宮が脱出したものを子宮脱，直腸が脱出したものを直腸脱といいます．参考までに．

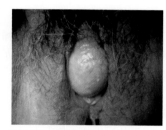

図14-8　膀胱瘤（114D27）

◆馬蹄腎

　馬蹄腎は左右の腎臓（特に下極）が融合してしまった状態で，**奇形**の1つです．見た目が非常に特徴的なので，印象に残りやすいでしょう（**図14-9**）．基本は経過観察でよいですが，問題は**尿管狭窄**を生じやすいことで，それがあると水腎症や尿路感染症のリスクとなります．こういった場合は手術も検討します．

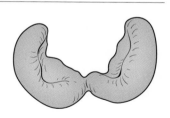

図14-9　馬蹄腎

◆勃起不全

　最後に，男性にとっては誰しも他人事ではない勃起不全について学んで終わりたいと思います．実臨床の場合，多くは**心因性**ですが，国試では基礎疾患が隠れていないか？　に注目していきましょう．以下，3つにまとめておきます．

> **重要　勃起不全の原因まとめ**
> ① 自律神経障害
> ② 血流障害
> ③ 性腺機能低下症

　基本事項ですが，勃起は**副交感神経**，射精は**交感神経**の支配です．前者が障害された場合，勃起不全が生じるのは容易に想像がつくでしょう．その原因としては，糖尿病や骨盤内手術が有名です．

　また，FSH は Sertoli 細胞に作用して精子形成，LH は Leydig 細胞に作用してテストステロンを産出します．F「S」H →「S」ertoli 細胞，「L」H →「L」eydig 細胞で覚えておくとよいでしょう．最終的にはどちらも**精子形成**に関与しており，FSH は Sertoli 細胞に直接的に作用，LH は Sertoli 細胞に間接的に作用しているともいえます．これらのホルモンに異常をきたせば，性腺機能低下症をきたし，勃起不全の原因となります．

　治療は**原因に応じた治療**が重要であり，例えばテストステロンが不足していれば，**テストステロン**を補います．また，**PDE5 阻害薬**（シルデナフィル）も有効です．いわゆるバイアグラであり，血管を拡張させる作用があります．それらに加えて，**生活習慣の改善**（禁煙など）も重要といわれています．

多発性囊胞腎

遺伝	常染色体優性遺伝（AD）
症状	無症状　（※血尿をきたすこともある）
検査	画像検査で多発する腎囊胞がみられる
合併症	腎不全（両側） 高血圧，脳動脈瘤，多発する肝囊胞
治療	腎移植，透析，合併症の治療（血圧管理など）

腎梗塞

原因	心房細動（AF）などによる血栓塞栓
症状	突然の側腹部痛・腰背部痛
検査	造影CTで局所 or 全体の腎実質の造影不良
治療	抗凝固療法

14

その他

精巣捻転

好発	若年男性
リスク	停留精巣
症状	突然の有痛性陰嚢腫大
身体所見	Prehn 徴候（＋），精巣挙筋反射（－）
検査	カラードプラ法（超音波）で血流の低下・消失
治療	緊急手術（精巣固定術）
備考	発症 6 時間以内がベスト

精巣損傷

原因	外傷
症状	有痛性陰嚢腫大
検査	超音波検査で内部構造の破綻
治療	保存療法，精巣摘除術

精索静脈瘤

原因	静脈の弁不全などによる精巣静脈のうっ滞
症状	無症状のことが多い
合併症	不妊
身体所見	陰嚢上部の腫瘤として触知する
検査	画像検査で静脈瘤（拡張・蛇行した静脈）
治療	保存療法，外科的手術

膀胱瘤（膀胱脱）

原因	骨盤底筋群の脆弱化
症状	無症状のことも多い
治療	自己還納，尿道スリング手術
備考	子宮が脱出したものを子宮脱，直腸が脱出したものを直腸脱という

馬蹄腎

症状	無症状
合併症	尿管狭窄による水腎症や尿路感染症
治療	経過観察，外科的手術

勃起不全

原因	心因性，自律神経障害，血流障害，性腺機能低下症
治療	テストステロン，PDE5 阻害薬（シルデナフィル） 心理的アプローチ，生活習慣の改善（禁煙など）
備考	PDE5 阻害薬に硝酸薬の併用は禁忌 心因性では夜間勃起回数や検査値に異常はみられない

解いてみた
その他

102I12

常染色体優性遺伝多発性嚢胞腎症に合併するのはどれか. **2つ選べ.**

a 高血圧
b 肝硬変
c 脳動脈瘤
d 腎細胞癌
e 褐色細胞腫

思考のプロセス

多発性嚢胞腎に合併するものといえば, 両側性の腎不全に加えて, 高血圧, 脳動脈瘤, 多発する肝嚢胞の3つが重要でした. よって, a, c が正解.

ちなみにですが, 肝臓にも嚢胞が多発するものの, 腎臓のように肝不全に至ることはあまりありません.

116A22

22歳の男性．健診で腎機能低下を指摘され心配になり来院した．母親と叔父が透析治療を受けている．血液生化学所見：尿素窒素 28 mg/dL，クレアチニン 1.5 mg/dL．腹部 MRI を次に示す．

この疾患で**誤っている**のはどれか．

a　肝嚢胞の合併が多い．

b　常染色体優性型である．

c　新生児期から発症する．

d　脳動脈瘤の発生頻度が高い．

e　治療薬にバゾプレシン V₂ 受容体拮抗薬がある．

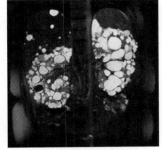

脂肪抑制 T2 強調冠状断像

思考のプロセス

　腎機能低下と家族歴の情報はあるものの，病歴はほぼないに等しいです．こういったときの画像は典型的であることがほとんどであり，安心して画像をみてみると，両腎に嚢胞が多発していますね．多発性嚢胞腎の所見です．それを踏まえた上で 1 つずつ選択肢をみていきましょう．

　a はいいですね．実際，今回の画像でも肝嚢胞が認められます．b もいいですね．常染色体優性遺伝（AD）ですから，両親のどちらかが罹患しており，子供には 50％の確率で遺伝します．c が違いますね．成人（特に中高年）で発症することが多いです．d はいいですね．e は初見ですが，バゾプレシン V₂ 受容体拮抗薬が有効とされています．よって，c が正解．

　かなり稀ですが，常染色体劣性遺伝（AR）の多発性嚢胞腎もあります．こちらは出生後すぐに発症し，もっと小さな嚢胞が多発するという違いがあります．

104I53

55歳の男性．突然の左腰背部痛を主訴に来院した．数年来，高血圧と心房細動で外来通院中だが服薬は不規則である．脈拍80/分，不整．血圧158/98 mmHg．尿所見：蛋白1＋，潜血2＋．腹部造影CTを次に示す．考えられるのはどれか．

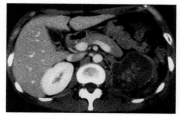

a 腎癌
b 腎梗塞
c 腎盂腎炎
d 尿路結石
e 多発性嚢胞腎

思考のプロセス

中年男性の突然の左腰背部痛ですから，尿路結石をまずは考えます．潜血がみられている点も合致しますね．しかし，この画像で結石は認められません．少なくとも，尿路結石であれば単純CTでよいはずなのに，造影CTとなっている点が変であることは気づいてほしいところです．おそらく単純CTで結石がなかったため，造影CTを追加したのでしょう．大動脈解離や腎梗塞を念頭においておくと，左腎全体が染まっていないことが読み取れます．よって，bが正解．

問題を解くだけならば難しくなかったと思います．ですが，実臨床では初学者が腎梗塞に一発でたどり着くことは難しいと思います．心房細動（AF）もヒントにはなるとはいえ，AFの既往がある人でも尿路結石の方が，圧倒的に頻度が高いわけですからね．いつも一貫した考え方，今回なら「尿路結石の病歴だけど，単純CTで結石がみられなかった場合，造影CTで大動脈解離や腎梗塞など他の可能性を探る」という思考を，大事にしてほしいと思います．

14

その他

14歳の男子. 陰嚢の疼痛を主訴に来院した. 午前0時に右陰嚢の疼痛が出現した. 陰嚢の疼痛は増悪し, 悪心と嘔吐がみられるようになったため, 午前5時に受診した. 体温37.1℃. 脈拍92/分, 整. 血圧120/58 mmHg. 腹部は平坦, 軟で, 肝・脾を触知しない. 右陰嚢が発赤, 腫脹し, 触知すると激痛を訴える. 尿所見：蛋白（−）, 糖（−）, 潜血（−）, 沈渣に赤血球を認めず, 白血球1〜4/HPF. 血液所見：赤血球462万, Hb 13.6 g/dL, Ht 39%, 白血球7,100, 血小板20万. 血液生化学所見：総蛋白6.8 g/dL, アルブミン4.0 g/dL, AST 27 U/L, ALT 14 U/L, 尿素窒素9 mg/dL, クレアチニン0.7 mg/dL. CRP 0.3 mg/dL. 陰嚢部の超音波像を次に示す.

行うべき治療はどれか.

a　陰嚢部の冷却
b　緊急手術
c　抗菌薬の投与
d　動脈塞栓術
e　尿道カテーテル留置

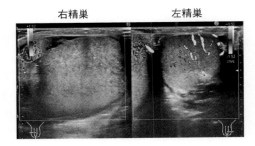

右精巣　　　左精巣

思考のプロセス

　若年男性の有痛性陰嚢腫大ですね.「午前0時」とピンポイントに認知していることから, 突然発症であったと考えられます. 発熱も伴っていないことも併せ, 精巣上体炎よりも精巣捻転が疑わしい状況です. 重要なのはカラードプラ法（超音波）での鑑別であり, 画像をみると右精巣の血流信号が全くないことが分かります（正常の対側と比較してください）. よって, bが正解. 他の選択肢はみるまでもありません.

111A33

20歳の男性．左陰嚢の腫瘤を主訴に来院した．1年前から陰嚢上部の腫瘤に気付いていた．夕方になると時々左陰嚢に鈍痛を自覚することがあった．立位での左陰嚢上部の写真を次に示す．破線で囲まれた部位に腫瘤を触知する．腫瘤は柔らかく，仰臥位で縮小し立位で腹圧を加えると腫大する．臥位での破線部の安静時超音波像と腹圧時カラードプラ超音波像とを次に示す．

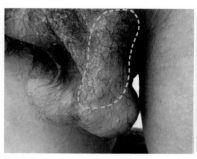 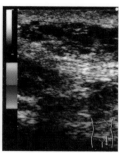 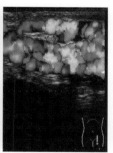

この患者に生じる可能性が高いのはどれか．

a　尿失禁

b　射精障害

c　精巣腫瘍

d　勃起障害

e　造精機能障害

思考のプロセス

　陰嚢上部の腫瘤といえば，精索静脈瘤を考えます．超音波像を見ると病変が認識でき，カラードプラではここに豊富な血流が認められます．静脈瘤に合致する所見ですね．なお，腹圧を加えると腫大するのも，静脈うっ滞を支持する所見です．精索静脈瘤の合併症といえば不妊でしたね．よって，e が正解．

馬蹄腎で正しいのはどれか. **2つ選べ.**

a 融合腎の一種である.

b 常染色体優性遺伝である.

c 腎長軸線は腎の頭側で交叉する.

d 日本人の 10%でみられる.

e 水腎症の原因となる.

思考のプロセス

　1つずつみていきましょう. a はいいですね. 左右の腎臓が癒合してしまった奇形（先天異常）です. b は違いますね. 遺伝性疾患ではありません. c も違いますね. 下極（尾側）で癒合することが多いです. 本文中のイラストをそのままインプットしておいてください. d は初見ですが, 10%もあればもっと有名な疾患のはずですよね. d を完全に切るのは難しいかもしれませんが, e が圧倒的に正しいことが分かります. よって, a, e が正解.

射精の中枢があるのはどれか.

a 大脳皮質

b 橋

c 頸胸髄

d 胸腰髄

e 仙髄

思考のプロセス

　勃起は副交感神経，射精は交感神経の支配でした．解剖学の知識になりますが，交感神経の中枢といえば胸腰髄にあることが知られています．よって，d が正解．ちなみにですが，勃起中枢は仙髄の S2〜4，射精中枢は胸腰髄の Th12〜L2 レベルあたりにあるといわれています．参考までに．

14
その他

勃起障害の改善に**有効でない**のはどれか.

a　禁煙

b　テストステロンの投与

c　LH-RH アゴニストの投与

d　患者とパートナーのカウンセリング

e　PDE5〈phosphodiesterase 5〉阻害薬の投与

思考のプロセス

　勃起不全は,心因性以外に自律神経障害,血流障害,性腺機能低下症によって生じるのでした.これを踏まえた上で,1つずつみていきましょう.

　a はいいですね.国試的には,タバコは百害あって一利なしです.b もいいですね.性腺機能低下症が原因の場合に有効です.c は違いますね.婦人科領域の復習になりますが,LH-RH アゴニストは偽閉経療法ともいわれ,受容体をダウンレギュレーションさせ,結果的に性ホルモンを低下させるものです.子宮筋腫や子宮内膜症に有効ですが,勃起障害にとっては増悪因子となってしまいます.d は心因性に必要不可欠です.e はいわゆるバイアグラであり,血管拡張作用をきたします.よって,c が正解.あまり,他領域とかぶることのないところ&より専門的なところなので,難しかったかもしれませんね.

111G20

男性ホルモンについて正しいのはどれか.

a   LH は Sertoli 細胞に作用する.

b   GnRH は Leydig 細胞に作用する.

c   アンドロゲン受容体は膜蛋白である.

d   テストステロンは 5α 還元酵素で不活化される.

e   副腎アンドロゲンはコレステロールから合成される.

思考のプロセス

　生理学の復習です. 1 つずつみていきましょう. a は違いますね. LH は Leydig 細胞に作用します. 本文でも述べましたが, 「L」H → 「L」eydig 細胞で覚えておくとよいでしょう. b も違いますね. GnRH は下垂体前葉に作用し, FSH と LH の分泌を促進します. c はかなり細かい知識ですが, アンドロゲン受容体は核蛋白からなります. d も違いますね. テストステロンは 5α 還元酵素によって活性化します. だからこそ, 5α 還元酵素阻害薬は抗アンドロゲン作用を示し, 前立腺肥大症に有効なのです. 残った e が正解. アンドロゲンはコレステロールを原料としており, 副腎皮質の網状層で生成されます.

14
その他

15 キーワードまとめ

★小児の繰り返す腎盂腎炎

VUR（膀胱尿管逆流）

★排尿時膀胱尿道造影

VUR（膀胱尿管逆流）

★女性の残尿感

膀胱炎

★膀胱鏡

膀胱癌

★排尿時痛＆排尿困難

前立腺炎

★排尿時痛

① 膀胱炎

② 前立腺炎

③ 尿道炎

★中高年男性の泌尿器科症状（頻尿，残尿感，尿意切迫感，排尿困難）

前立腺疾患

★ PSA＞4.0 ng/mL

① 前立腺炎

② 前立腺癌

★有痛性陰嚢腫大

① 精巣上体炎/精巣炎

② 精巣捻転

※外傷歴があれば精巣損傷を考える

★精巣内に精巣を触知しない

停留精巣

★無痛性陰嚢腫大

① 精巣腫瘍

② 陰嚢水腫

③ 鼠径ヘルニア

★無痛性陰嚢腫大における透光性

あり：陰嚢水腫

なし：精巣腫瘍，鼠径ヘルニア

★若年者の排尿時痛＋尿道分泌物

尿道炎

★泌尿器科腫瘍の検索

① 画像検査（超音波検査，CT/MRI）

② 膀胱鏡

③ 尿細胞診

★尿細胞診で class V

尿路上皮癌

★排尿困難＋下腹部痛

尿閉

★突然生じた片側性の側腹部痛

尿路結石

※中高年では重篤な血管病変や腎梗塞の可能性も考慮する

★鼠径部に放散する痛み

尿路結石

★CVA 叩打痛

① 腎盂腎炎
② 尿路結石

★KUB

尿路結石

★「くしゃみで尿が漏れる」

腹圧性尿失禁

★「トイレに間に合わない」

切迫性尿失禁

★「尿を出せないが，少しずつ漏れる」

溢流性尿失禁

★陰嚢上部の腫瘤

精索静脈瘤

★経尿道的手術

① 膀胱癌に対する TUR-BT
② 前立腺肥大症に対する TUR-P
③ 尿路結石に対する TUL

112C21 改変

尿路および男性生殖器の解剖について正しいのはどれか.**2つ選べ**.

a 精管は鼠径管を通過する.

b 尿管は腹腔内を通っている.

c 尿管口は膀胱頂部にみられる.

d 尿管は総腸骨静脈の背側を走行する.

e 腎動脈は腎静脈の背側にある.

思考のプロセス

　解剖について,サクッと復習しておきましょう.a はいいですね.精索静脈瘤のところでもお話ししましたが,精管は精巣動静脈とともに精索の中を走行しています.この精索は鼠径管内を通過します.b は違いますね.尿管は腹腔ではなく,後腹膜腔を走行しています.c も違いますね.尿管は膀胱頂部ではなく,膀胱三角部に開口します.d も違いますね.総腸骨静脈の腹側を走行します.これを覚えておくと,CT での同定が容易になります.e はいいですね.前からV→A→Uの順だと覚えておくといいでしょう.よって,a,e が正解.

　泌尿器科の解剖学的知識は問題に出しやすいので,解剖学の復習は入念にしておくことをオススメします.理解も深まりますね.

疾患と症候の組合せで正しいのはどれか．

a　急性膀胱炎——発熱

b　腎細胞癌——無尿

c　前立腺肥大症——腰痛

d　慢性腎不全——貧血

e　両側尿管結石——尿閉

思考のプロセス

　1つずつみていきましょう．aは違いますね．膀胱炎では発熱を伴わないことがポイントでした．bも違いますね．腎細胞癌では腎臓で尿を作れないor 両側上部尿路に閉塞があって運ぶことができないという状況は起こりません．ちなみにですが，1日あたりの尿量が 400 mL 以下を乏尿，1日あたりの尿量が 100 mL 以下を無尿といいます．cも関係ありませんね．dがいいでしょう．腎不全ではエリスロポエチン（EPO）低下により，貧血を起こします．eは選ばないように気をつけてください．尿路結石は通常，尿閉ではなく水腎症をきたします．かなり稀ですが，両側に起こった場合は尿閉ではなく，無尿となるのでした．よって，dが正解．

疾患と検査法の組合せで有用性が**低い**のはどれか.

a 腎腫瘍———腹部造影 CT

b 尿管結石———腹部超音波検査

c 膀胱尿管逆流———尿管鏡検査

d 膀胱癌———膀胱鏡検査

e 前立腺腫瘍———経直腸超音波ガイド下生検

思考のプロセス

　1 つずつみていきましょう. a はいいですね. 典型的な腎細胞癌は hypervascular であり, 造影 CT の早期濃染→ wash out が重要な情報となります. b もいいですね. 尿管結石を疑ったら, 1st choice は超音波検査です. c が違いますね. VUR には排尿時膀胱尿道造影が 1 対 1 対応でした. d はいいですね. 膀胱癌に対して, 直接観察できる膀胱鏡に勝るものはありません. e もいいですね. 前立腺は深いところにありますが直腸と近いため, ここからアプローチして生検を行うことが可能です. よって, c が正解.

55 歳の男性．赤色尿を主訴に来院した．1 か月前に赤い尿が出たが 2 度の排尿後赤い色は消失した．他に症状がなかったため放置した．再び赤い尿が出たため不安になり受診した．尿沈渣に赤血球多数．

診断に**必要でない**検査はどれか．

a　尿細胞診
b　腹部超音波検査
c　腹部単純 CT
d　膀胱鏡検査
e　排尿時膀胱造影

思考のプロセス

　赤色尿が主訴です．尿沈渣にて赤血球を多数認めていることから，本物の血尿であることが分かります．中年男性の血尿ですから，泌尿器科腫瘍をまずは除外したいですね．

　それを踏まえた上で，選択肢を 1 つずつみていきましょう．a は尿路上皮癌の検出に役立つのでした．b，c もいいですね．泌尿器科腫瘍はもちろん，尿路結石なども併せて評価することができます．d は膀胱癌に役立ちます．e は VUR に 1 対 1 対応になるので必要とはいえませんね．よって，e が正解．

50歳の女性. 職場の健康診断で血尿を指摘され来院した. 9年前に顕微鏡的多発血管炎と診断され, プレドニゾロンとシクロホスファミドとを2年間内服した. 顕微鏡的多発血管炎は寛解し, この7年間はプレドニゾロンとシクロホスファミドとを服用していない. 頻尿, 排尿時痛および残尿感はない. 尿所見:蛋白(±), 潜血3+, 沈渣に赤血球30〜50/1視野, 赤血球円柱と白血球とを認めない.

まず施行すべき検査はどれか. **2つ選べ.**

a 尿培養

b 尿細胞診

c 血清 IgA 測定

d 膀胱内視鏡検査

e 尿中 β_2-マイクログロブリン測定

思考のプロセス

　中年女性の血尿ですね. 顕微鏡的多発血管炎(MPA)の既往があることから, MPA による急性進行性糸球体腎炎も一考されます. しかし, 血尿以外に症状はなく, 蛋白尿や赤血球円柱がないことから, これは否定的です. また, 7年間も寛解状態にあるわけですから, 他の可能性を考慮すべき状況といえます. ただただ, いつも通りに考えればよいだけです. つまり, 中年女性の血尿であることから, 泌尿器科腫瘍の可能性をまず除外することから始めます. よって, b, d が正解. 本来であれば, これらに加えて画像検査(特に超音波検査)も追加したいところです.

　よく勉強している人は, シクロホスファミドの内服歴から出血性膀胱炎の可能性を考えた人もいるかもしれません. ですが, 健康診断で指摘されるくらいのレベルであることは稀ですし, そもそも7年間も間隔をおいて発症する可能性は限りなくゼロに近いです.

総合問題

在宅自己導尿法の適応はどれか.

a　膀胱炎

b　前立腺炎

c　前立腺癌

d　過活動膀胱

e　神経因性膀胱

思考のプロセス

　導尿が必要なのは尿閉をきたすような背景疾患があるということです. また, 在宅で行う必要があるということは根治の難しい疾患であるということを意味します. よって, e が正解. a〜d については根治的治療が可能ですので, そちらを優先します.

排尿障害の診断で，まず行うのはどれか．

a 遺伝子検査

b 神経伝導検査

c 膀胱内視鏡検査

d 腹部超音波検査

e 腹部エックス線撮影

思考のプロセス

　排尿障害をきたすもの≒溢流性尿失禁を起こすものですから，前立腺疾患や神経因性膀胱（末梢性）が考えられます．頻度としては，圧倒的に前立腺疾患が多いのですから，まずはこれから考えていきましょう．また，検査では侵襲性の低いものから行うのが鉄則であり，それを踏まえても d が正解ですね．他の選択肢はみるまでもありません．

115D10

経尿道的手術が第一選択となるのはどれか. **2つ選べ.**

a 尿管癌

b 腎細胞癌

c 前立腺癌

d 膀胱結石

e 前立腺肥大症

思考のプロセス

　経尿道的手術といえば，膀胱癌に対する TUR-BT（経尿道的膀胱腫瘍切除術），前立腺肥大症に対する TUR-P（経尿道的前立腺切除術），尿路結石に対する TUL（経尿道的尿路結石除去術）の3つがありました．よって，d，e が正解.

- ☐ 腎盂腎炎は尿路感染症の１つである
- ☐ 腎盂腎炎は若年女性に好発する
- ☐ 腎盂腎炎の起因菌は大腸菌が最も多いが，プロテウス菌やクレブシエラもある
- ☐ 腎盂腎炎では発熱に加えて，側腹部痛/腰背部痛がみられる
- ☐ 腎盂腎炎の身体所見はCVA叩打痛である
- ☐ 腎盂腎炎の尿検査では膿尿や細菌尿が認められる
- ☐ 若年女性以外の腎盂腎炎は基礎疾患の存在を考える
- ☐ 中高年の腎盂腎炎なら，尿路結石や神経因性膀胱を背景に考える
- ☐ 小児の腎盂腎炎なら，VURを背景に考える
- ☐ VURの多くは膀胱-尿管接合部の解剖学的異常によって起こる
- ☐ ひどいVURでは水腎症をきたす
- ☐ VURの検査は排尿時膀胱尿道造影である
- ☐ 水腎症や繰り返す尿路感染症があれば，手術で根治を目指す

チェック問題　🖉　腎臓（腫瘍）

- ☐ 腎細胞癌は中高年に好発する
- ☐ 腎細胞癌のリスクは，タバコ，特定の遺伝子疾患（von Hippel-Lindau 病など），長期の血液透析がある
- ☐ 腎細胞癌の多くは無症状だが，血尿をきたすこともある
- ☐ 腎細胞癌の合併症は発熱，高 Ca 血症，多血症である
- ☐ PTHrP を分泌する悪性腫瘍として，腎細胞癌，成人 T 細胞白血病，肺扁平上皮癌の 3 つを覚えておく
- ☐ 腎細胞癌の術前診断には造影 CT が重要である
- ☐ 腎細胞癌の多くは淡明細胞癌（腺癌）であり，hypervascular な腫瘍である
- ☐ 上記を反映して，造影 CT では早期濃染→ wash out がみられる
- ☐ また，腫瘍内に変性を生じ，内部不均一がみられることも多い
- ☐ 腎細胞癌に対する生検はなるべく控えるのが望ましい
- ☐ 腎細胞癌の治療は手術が原則である
- ☐ 腎細胞癌の転移例にはソラフェニブやスニチニブといった分子標的薬，インターフェロンなどの免疫療法，ニボルマブなどの免疫チェックポイント阻害薬が有効である
- ☐ 腎細胞癌は肺転移しやすい

☐　膀胱炎は尿路感染症の１つである

☐　膀胱炎は若年女性に好発する

☐　膀胱炎の起因菌は大腸菌，プロテウス菌，クレブシエラである

☐　膀胱刺激症状とは頻尿，残尿感，排尿時痛である

☐　特に女性の残尿感とくれば，膀胱炎をまず疑うべきである

☐　膀胱炎では発熱がないことがポイントである

☐　膀胱炎には尿検査が有用であり，膿尿や細菌尿がみられる

☐　起因菌の推定には尿のグラム染色を行う

☐　膀胱炎の治療は抗菌薬だが，無症候性であれば保存療法（水分摂取など）だけでよい

- ☐ 膀胱癌は中高年に好発する
- ☐ 膀胱癌のリスクとしてタバコ，アミンがある
- ☐ 膀胱癌では血尿がほぼ必発である
- ☐ 尿潜血はあるも，尿沈渣で赤血球がなければヘモグロビン尿あるいはミオグロビン尿である
- ☐ 膀胱癌のほとんどは移行上皮癌であり，尿細胞診が有用である
- ☐ 膀胱癌の精査にはCT/MRIや膀胱鏡が有用である
- ☐ 筋層浸潤のない膀胱癌にはTUR-BTを行う
- ☐ 筋層浸潤のある膀胱癌には膀胱全摘除術および尿路変向術を行う
- ☐ 遠隔転移のある膀胱癌には化学療法・放射線療法を行う
- ☐ 膀胱癌の再発予防にはBCG膀胱内注入が有効であり，これは上皮内癌にも有効である
- ☐ 尿膜管遺残は感染や癌の原因となり，後者では腺癌が多い

- ☐ 前立腺炎は男性のみに起こる
- ☐ 前立腺炎の起因菌は大腸菌，クラミジアである
- ☐ 前立腺炎の症状は発熱に加えて，頻尿，排尿時痛，排尿困難がみられる
- ☐ 前立腺炎の身体診察には直腸診が有用であり，前立腺の腫大と圧痛を認める
- ☐ 前立腺炎の検査は尿検査や PSA 上昇が有用である
- ☐ 前立腺炎の治療は抗菌薬である
- ☐ 前立腺炎に前立腺マッサージは禁忌である
- ☐ 排尿時痛ときたら膀胱炎，前立腺炎，尿道炎の 3 つを考える

- ☐ 前立腺の正常の大きさはクルミ大である
- ☐ 前立腺肥大症は中高年男性の内腺に生じやすい
- ☐ 前立腺肥大症によって尿道狭窄をきたすと，頻尿，残尿感，尿意切迫感，排尿困難を認める
- ☐ 前立腺肥大症の重症度は国際前立腺症状スコア（IPSS）で決める
- ☐ IPSS は 8 点以上で中等症，20 点以上で重症となる
- ☐ 前立腺肥大症の身体診察として直腸診が有用であり，軟〜弾性硬の肥大した前立腺を触れる
- ☐ 前立腺肥大症の形態的評価には画像検査（超音波など）が必要である
- ☐ 前立腺肥大症の機能的評価には尿流測定が必要であり，流速の低下や排尿時間の遷延がみられる
- ☐ 前立腺肥大症の治療はα_1遮断薬，5α還元酵素阻害薬，PDE5 阻害薬，TUR-P，HoLEP がある
- ☐ 前立腺癌は中高年男性の外腺に生じやすい
- ☐ 前立腺癌の身体診察として直腸診が有用であり，不整な硬結（石様硬）を触れる
- ☐ 直腸診で前立腺に圧痛があれば前立腺炎，軟〜弾性軟なら前立腺肥大症，不整な硬結（石様硬）なら前立腺癌を考える
- ☐ 前立腺癌の検査は PSA 上昇や画像検査（特に MRI）である
- ☐ PSA 上昇は 4.0 以上が有意であり，前立腺炎や前立腺癌で上昇する
- ☐ 前立腺癌は造骨性の骨転移をきたしやすく，検出には骨シンチグラフィが有用である
- ☐ 前立腺癌の最終診断には生検が必要であり，直腸からアプローチする
- ☐ 前立腺癌は腺癌がほとんどで，Gleason score で評価するが，6 点以下なら低リスク，7 点なら中リスク，8 点以上なら高リスクとなる
- ☐ latent 癌であれば，経過観察（PSA 監視療法）する
- ☐ 前立腺に限局する癌であれば，前立腺全摘除術もしくは密封小線源療法を行う
- ☐ 遠隔転移のある前立腺癌であれば，内分泌療法や外科的去勢術を行う

チェック問題   🖊   **精 巣 （炎 症）**

- ☐ 精巣上体炎や精巣炎は男性のみに生じる
- ☐ 精巣上体炎の起因菌は，若年者ではクラミジア，高齢者では大腸菌が多い
- ☐ 精巣上体炎の症状は，発熱に加えて有痛性陰嚢腫大がみられる
- ☐ 有痛性陰嚢腫大といえば，精巣上体炎/精巣炎，精巣捻転を疑う
- ☐ 上記 2 つの鑑別にはカラードプラ法が有用であり，前者であれば血流亢進を認める
- ☐ 精巣上体炎では精巣を挙上すると疼痛が軽減し，これは Prehn 徴候が陰性である
- ☐ 精巣上体炎の治療は抗菌薬である
- ☐ 精巣炎はムンプスウイルスや精巣上体炎からの続発が原因となる
- ☐ 精巣炎や精巣上体炎は不妊の原因になる

- ☐ 精巣腫瘍は若年男性に好発する
- ☐ 精巣腫瘍の多くは胚細胞腫瘍であり，大きくセミノーマと非セミノーマに分けられる
- ☐ 非セミノーマでは，AFP や hCG といった腫瘍マーカーが上昇する
- ☐ 精巣腫瘍の症状は片側性の無痛性陰嚢腫大である
- ☐ 無痛性陰嚢腫大といえば精巣腫瘍，陰嚢水腫，鼠径ヘルニアの３つを考え，透光性の有無をチェックする
- ☐ 精巣腫瘍の術前診断は画像検査（超音波，CT/MRI）で行う
- ☐ 精巣腫瘍は肺やリンパ節（特に後腹膜）に転移しやすい
- ☐ 精巣腫瘍に対して生検は禁忌である
- ☐ 精巣腫瘍の治療は高位精巣摘除術であり，術後に化学療法や放射線療法を加えることもある
- ☐ セミノーマは放射線感受性がよく，予後が良好である
- ☐ 停留精巣は低出生体重児に好発する
- ☐ 停留精巣では陰嚢内に精巣を触知しない
- ☐ 停留精巣は精巣腫瘍，精巣捻転，不妊の原因となる
- ☐ 停留精巣の治療は精巣固定術であり，１歳を超えてから行う
- ☐ 陰嚢水腫の症状は無痛性陰嚢腫大である
- ☐ 陰嚢水腫の診断にはペンライトが有用であり，透光性があるのが特徴である

- ☐ 尿道炎は若年者に好発する
- ☐ 尿道炎は性行為で感染する
- ☐ 尿道炎の症状として，排尿時痛や尿道分泌物がみられる
- ☐ 女性の場合は無症状のことも少なくなく，PID（骨盤内炎症性症候群）や不妊を合併する
- ☐ 尿道炎では尿検査で膿尿（WBC↑）がみられる
- ☐ 尿道炎の起因菌推定は尿のグラム染色で行う
- ☐ 尿道炎を起こす起因菌は淋菌とクラミジアが代表的であり，これらは潜伏期間，症状の強さ，グラム染色で鑑別を行う
- ☐ 淋菌の潜伏期間は2～7日であり，症状が強いのが特徴的である
- ☐ 淋菌の場合，尿のグラム染色ではグラム陰性球菌を認める
- ☐ 淋菌に対する抗菌薬はセフェム系が 1st choice である
- ☐ クラミジアの潜伏期間は1～3週であり，症状が弱いのが特徴的である
- ☐ クラミジアの場合，尿のグラム染色で菌を認めない
- ☐ クラミジアに対する抗菌薬はマクロライド系が 1st choice である
- ☐ ただし，尿道炎では混合感染も 20～30% でみられる
- ☐ 尿道炎の治療は，パートナーの治療も同時に行うことが重要である

チェック問題 ✏️ 炎症・腫瘍まとめ

- ☐ 腎盂腎炎や膀胱炎を併せて尿路感染症（UTI）という
- ☐ 背景に基礎疾患のない尿路感染症を単純性尿路感染症という
- ☐ 背景に基礎疾患のある尿路感染症を複雑性尿路感染症という
- ☐ 基礎疾患としては，前立腺肥大症，尿路結石，神経因性膀胱などがある
- ☐ 尿路感染症の尿検査では，膿尿（WBC↑）や細菌尿がみられる
- ☐ 尿路感染症の起因菌推定・同定にはグラム染色や尿培養が有用である
- ☐ 中高年の血尿をみたら，泌尿器科腫瘍をまず除外する
- ☐ 泌尿器科腫瘍の検索には，画像検査（超音波検査，CT/MRI），膀胱鏡，尿細胞診が有用である
- ☐ 膀胱鏡は膀胱癌，尿細胞診は尿路上皮癌（移行上皮癌）の検出に役立つ
- ☐ 尿路上皮癌は膀胱癌以外に，尿管癌や腎盂癌も含まれる
- ☐ 尿細胞診は class Ⅰ～Ⅴの判定に分かれ，Ⅴであれば悪性を疑う
- ☐ 尿管癌・腎盂癌の詳細な評価は尿管鏡や CT urography で行う
- ☐ 尿管癌・腎盂癌の治療は腎尿管全摘出術である
- ☐ 陰茎癌は扁平上皮癌が多く，腫瘍マーカーの SCC が上昇する
- ☐ 陰茎癌はカリフラワー状の形態をとることが多い
- ☐ 陰茎癌は鼠径リンパ節に転移しやすい
- ☐ 尿道カルンクルは中高年女性の外尿道口に好発する良性腫瘍である
- ☐ 尿道カルンクルは大豆ほどの大きさで，赤色&柔らかいのが特徴である

チェック問題 ✏️ 水腎症・尿閉

- ☐ 水腎症は尿路の通過障害あるいは排泄障害を背景に生じる
- ☐ 水腎症では感染の合併や腎機能障害が問題となる
- ☐ 水腎症の検査としては超音波検査が有用であり，腎盂・腎杯の拡張がみられる
- ☐ 水腎症の治療は原疾患の治療である
- ☐ 水腎症をすぐに解除すべきであれば，尿管ステントや腎瘻が有効である
- ☐ 尿閉は尿道の通過障害あるいは排泄障害を背景に生じる
- ☐ 尿閉の背景疾患としては，前立腺疾患や神経因性膀胱といった排尿困難をきたす疾患がある
- ☐ 尿閉の検査としては超音波検査が有用であり，膀胱の拡張・尿貯留がみられる
- ☐ 水腎症のみがみられたら，上部尿路の異常を考える
- ☐ 尿閉がみられたら，下部尿路の異常を考える
- ☐ 両側の水腎症と尿閉がみられたら，下部尿路の異常を考える
- ☐ 尿閉では下腹部痛や下腹部膨満感を訴える
- ☐ 尿閉を放置すると，膀胱破裂や腎後性腎不全に至ることもある
- ☐ 尿閉には導尿が有効だが，持続する場合は尿道カテーテルや膀胱瘻を行いつつ，原疾患の治療を同時並行で行う

チェック問題 🖉 尿路結石

- ☐ 尿路結石は 30～40 代男性に好発する
- ☐ 尿路結石のリスクには長期臥床や脱水がある
- ☐ 尿路結石の onset は突然発症である
- ☐ 尿路結石の症状としては，片側性の側腹部痛・腰背部痛，悪心・嘔吐，冷汗をきたす
- ☐ 尿路結石の身体所見として CVA 叩打痛が重要である
- ☐ 尿路結石における尿検査では血尿がみられる
- ☐ 尿路結石にまず行うべき検査は超音波検査であり，水腎症を見つけるのが主目的になる
- ☐ 結石そのものの描出は単純 CT や KUB が優れている
- ☐ ただし，後者では小さい結石，尿酸結石，シスチン結石は写らない
- ☐ 尿路結石に対しては除痛がまず重要であり，まずは NSAIDs を用いる
- ☐ 尿路結石の排石を促すために，水分摂取や塩分制限が重要である
- ☐ 自然排石が得られなければ，ESWL や TUL を行う
- ☐ 尿路結石の中で最も多いのはシュウ酸カルシウム結石であり，サイアザイド系利尿薬やクエン酸製剤が有効になる
- ☐ MAP 結石は尿路感染症が原因となり，抗菌薬が有効になる
- ☐ 尿酸結石には尿酸生成抑制薬が有効であり，逆に尿酸排泄促進薬はリスクとなる
- ☐ シスチン結石には D-ペニシラミンやチオプロニンが有効である
- ☐ リン酸カルシウムを除けば，重炭酸ナトリウム（HCO_3^-）も有効である
- ☐ 尿路結石を繰り返す場合は，背景に内分泌疾患を一考する
- ☐ 中高年の尿路結石では重篤な血管病変や腎梗塞の可能性も挙げておく
- ☐ 尿路結石に腎盂腎炎を合併したものを結石性腎盂腎炎といい，緊急で尿管ステントの挿入を行う

- [ ] 膀胱内には 500 mL くらいまで尿を溜めることができる
- [ ] 排尿するときは副交感神経（S2〜4）が優位となる
- [ ] 排尿を我慢するときは陰部神経によって，外尿道括約筋を収縮させている
- [ ] 腹圧性尿失禁の代表的な訴えは「くしゃみで尿が漏れる」である
- [ ] 腹圧性尿失禁は中高年女性に好発する
- [ ] 腹圧性尿失禁は加齢，肥満，出産などによる骨盤底筋群の脆弱化が原因である
- [ ] 腹圧性尿失禁は咳，くしゃみ，笑う，重いものを持ち上げるなど腹圧が上昇する動作で起こりやすい
- [ ] 腹圧性尿失禁では尿意や頻尿を伴わない
- [ ] 腹圧性尿失禁の治療は骨盤底筋訓練，尿道スリング手術である
- [ ] 切迫性尿失禁の代表的な訴えは「トイレに間に合わない」である
- [ ] 切迫性尿失禁は過活動膀胱ともいわれ，尿意と頻尿を伴う
- [ ] 切迫性尿失禁は神経因性膀胱（中枢性）が原因となる
- [ ] 切迫性尿失禁の治療は抗コリン薬，β_3刺激薬である
- [ ] 溢流性尿失禁の代表的な訴えは「尿を出せないが，少しずつ漏れる」である
- [ ] 溢流性尿失禁は中高年男性に好発する
- [ ] 溢流性尿失禁の背景には前立腺疾患や神経因性膀胱（末梢性）などの排尿困難をきたす疾患がある
- [ ] 溢流性尿失禁では下腹部膨満感や下腹部痛を自覚することもある
- [ ] 溢流性尿失禁の治療は原因疾患の治療，導尿である
- [ ] 神経因性膀胱（中枢性）は脳血管障害，Parkinson 病，脊髄損傷などが原因となり，切迫性尿失禁/反射性尿失禁を起こす
- [ ] 神経因性膀胱（末梢性）は糖尿病，抗コリン薬，骨盤部手術などが原因となり，溢流性尿失禁を起こす
- [ ] 神経因性膀胱の治療は原因疾患の治療である

- ☐ 多発性嚢胞腎は常染色体優性遺伝の遺伝形式をとる
- ☐ 多発性嚢胞腎は腎嚢胞が多発する
- ☐ 多発性嚢胞腎の合併症は, 高血圧, 脳動脈瘤, 多発する肝嚢胞がある
- ☐ 多発性嚢胞腎ではいずれは両側の腎不全に至るため, 中高年までに腎移植や透析を検討する
- ☐ 腎梗塞は突然発症の側腹部痛・腰背部痛をきたすため, 尿路結石に類似する
- ☐ 腎梗塞は心房細動（AF）などを背景とした血栓塞栓によって起こる
- ☐ 腎梗塞の診断には造影 CT が必要であり, 治療は抗凝固療法である
- ☐ 精巣捻転は若年男性に好発する
- ☐ 精巣捻転は停留精巣がリスクとなる
- ☐ 精巣捻転は突然発症の有痛性陰嚢腫大をきたす
- ☐ 精巣捻転では Phehn 徴候（＋）や精巣挙筋反射の消失がみられる
- ☐ 精巣捻転の検査はカラードプラ法であり, 血流の低下・消失をみる
- ☐ 精巣捻転は緊急手術（精巣固定術）が必要であり, 発症から 6 時間以内が望ましい
- ☐ 精巣損傷は外傷歴と超音波検査が診断に重要である
- ☐ 精巣損傷は有痛性陰嚢腫大をきたす
- ☐ 精巣損傷は保存療法だけでなく, 精巣摘除術を行うこともある
- ☐ 精索静脈瘤は陰嚢上部の腫瘤として触れる
- ☐ 精索静脈瘤は不妊を生じる
- ☐ 精索静脈瘤は画像検査で確認し, 挙児希望があれば外科的手術を検討する
- ☐ 膀胱瘤は骨盤底筋群の脆弱化が原因となる
- ☐ 膀胱瘤は膀胱が腟壁から外に飛び出した状態である
- ☐ 膀胱瘤の治療は自己還納だが, 必要があれば尿道スリング手術を行う
- ☐ 馬蹄腎は下極で起こりやすい左右の融合腎である
- ☐ 馬蹄腎は尿管狭窄を生じ, 水腎症や尿路感染症のリスクとなりうる
- ☐ 勃起は副交感神経, 射精は交感神経が支配する
- ☐ FSH は Sertoli 細胞, LH は Leydig 細胞に作用し, 最終的に精子形成に関与する
- ☐ 勃起不全の原因の多くは心因性だが, 自律神経障害, 血流障害, 性腺機能低下症が隠れていることもある
- ☐ 勃起不全の治療は, 心理的アプローチ, テストステロン, PDE5 阻害薬など原因に応じた治療に加え, 生活習慣の改善（禁煙など）が重要である